东方出版社　**体育养生专家**　胡晓飞 / 著

乾隆健身术
基础

图书在版编目（CIP）数据

乾隆健身术.基础/胡晓飞 著.—北京：东方出版社，2012.12
ISBN 978-7-5060-5745-5

Ⅰ.①乾… Ⅱ.①胡… Ⅲ.①中年人—健身运动②老年人—健身运动 Ⅳ.①R161

中国版本图书馆CIP数据核字（2012）第275454号

乾隆健身术：基础
（QIANLONG JIANSHENSHU: JICHU）

作　　者：	胡晓飞
责任编辑：	姬　利　杜晓花
出　　版：	东方出版社
发　　行：	人民东方出版传媒有限公司
地　　址：	北京市东城区朝阳门内大街166号
邮政编码：	100706
印　　刷：	北京盛兰兄弟印刷装订有限公司
版　　次：	2013年1月第1版
印　　次：	2013年1月第1次印刷
印　　数：	1—5200册
开　　本：	880毫米×1230毫米　1/32
印　　张：	5.375
字　　数：	120千字
书　　号：	ISBN 978-7-5060-5745-5
定　　价：	32.00元

发行电话：（010）65210056　65210060　65210062　65210063

版权所有，违者必究　本书观点并不代表本社立场
如有印装质量问题，请拨打电话：（010）65210012

再版说明

《乾隆养生术》于2005年出版至今已有六年多了。该书出版以后，因内容富含中华传统养生文化，操作简单实效，并符合现代潮流等特点深受国内外广大爱好者的欢迎。目前，不仅中文版已全部售罄，同时出版的法文、英文和日文版也几近脱销。近年来，笔者经常在包括央视在内的电视台举办讲座、在100多家媒体进行过专题介绍，同时每年赴美国、日本和欧洲讲学。活动中，我接触之人都有着追求健康长寿的美好愿望，虽然肤色不同，但他们都有学习中国养生文化、学好练好乾隆养生术的迫切心情。为此，促使我对《乾隆养生术》一书进行修订再版。

此次修订在保持原书风格和功法整体不变的前提下进行了一些修改：1.根据一些读者建议，将原名《乾隆养生术》改为《乾隆健身术》，以突出其健身功法的地位和健身价值。2.将章节略作调整，增补了第四章内容，以体现该功法的重要性和科学性。3.对全书文字和功法的表述做了适当修改，并对某些错误进行了更正。

修订再版该书的宗旨是为广大养生爱好者的健身提供切实的帮助和指导。在本书的修订过程中我的研究生张喜琴完成了第四章的试验和撰写，冷传奇、彭翔吉、亓玉芬做了大量的文字整理和资料查证工作，在此表示感谢，也希望大家在使用过程中提出宝贵意见，使之更臻完善。

胡晓飞

2011年10月20日

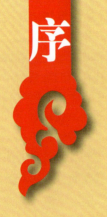

序

养生长寿是人类永恒的话题，在物质生活高度发达的现代社会尤其为人们所关注。每一个关心养生、追求养生的人都希望能够找到科学的、实效的养生途径与方法。北京体育大学导引养生研究中心的中年养生学家胡晓飞潜心研究推出的新作《乾隆健身术》为我们展示了一个科学养生的成功范例，为我们提供了一种科学养生的有效方法。

作者在书中提出，成功的养生不仅要获得长寿，要保障事业有成，而且要享受养生的过程和成果。基于这个观点，他以独特的视角，引领人们把目光集中到清高宗乾隆身上。在中国几千年封建王朝的历史上，乾隆可谓是一个独领风骚的人物。在既往的有关研究中，人们总是关注他的政绩、身世和风流潇洒的逸闻趣事，却很少有人关注他的养生实践和效果。其实，乾隆有非常科学的养生理论，值得借鉴的养生实践，还有非常成功的养生效果，是一个成功养生的典范。

现代健身理论与方法强调，健身的实践不仅要作用于生物的人，还要作用于精神和社会的人；应该继承和动员人类文明的一切财富和手段促进人的健康；健身活动应该力求适应于现代人类生活的特点。因此在理论上，作者重视养生和修炼相结合，强调天人合一、人社合一、身心合一的养生原则；在练习中，作者借鉴了乾隆"十常四勿"养生原则中的"十个常要"，结合了人体心理和生理负荷的变化特点，并汲取了中国传统养生文化和现代科学生活方式的营养。练习中不仅强调意念和呼吸的修炼，强调内练脏腑，而且在调身方面巧妙地融全身多关节有序地活动、多部位有序地伸展和按摩、多个经验效穴的自我点按于一体，从而使练习简单易学，效果显著。这部书在当前养生理论与实践的研究中颇具特色、独树一帜，是一本有益于养生爱好者和练习者学习养生、理解养生、实践养生的好书。

胡晓飞于1985年毕业于北京体育大学，1993年以对导引养生功疗效的研究获得了教育学硕士学位，十余年来坚持不懈地从事养生学研究及国内外养生教学。《乾隆健身术》一书是他在研究中国古现代养生学、总结自己多年养生练习与教学实践，结合现代健身理论与方法的基础上撰写而成的。作为他的师长，我为他的成长而感到由衷的高兴，并期待着他更多更好研究成果的问世。

田麦久

中国体育科学学会副理事长
中国运动训练学会主任委员
北京体育大学教授、博士生导师

前言

　　该书是本人在研究乾隆皇帝（本书均略作"乾隆"）的"十常四勿"和《老子按摩法》、《养生十六宜》、《八段锦》、《六字诀》、《易筋经》、《诸病源候论》、《导引健身法解说》、《导引养生功》、《孙思邈自我按摩十三式》等古现代健身术的基础上，应用中医理论、现代医学和运动生物学原理，总结多年体育养生教学、研究和实践经验的基础上，假托乾隆之名创编而成的。

　　乾隆皇帝寿高89岁，是中国古代所有皇帝中的寿魁。事业上，他在位60年，并且还当了4年太上皇，成就了康乾盛世；生活上，他五代同堂，潇洒巡游，品茗吟唱，琴棋书画，质量甚高；身体上，他一生健康，74岁还巡游江南，不惧鞍马劳顿之苦，87岁仍外出狩猎，终生不戴眼镜，无疾而终，被史学家称为"十全老人"，成为我们实践养生的榜样；理念上，他有极其科学、可操作性很强的养生理论和方法，即"吐纳肺腑、活动筋骨、十常四勿、适时进补"十六字养生秘诀，值得我们学习、借鉴。"十常四勿"中的"十常"就是"齿常叩、津常咽、耳常弹、鼻常揉、睛常运、面常搓、足常摩、腹常施、肢常伸、肛常提"。而健身术主要是根据这十个常要来编的。因此，本功法假托乾隆之名而作。其特点主要有：1.养练结合、以养为纲；2.形神兼顾、养神为先；3.动息相随、动助息长；4.肢在旋拧、力注梢节；5.绵缓匀连、叩按适度；6.采咽结合、顺应自然；

7.全身锻炼、动而有序；8.简便易练、讲求实效。其作用主要有：1.集中思想、平调呼吸；2.展体热身、除惰促联；3.畅通经络、宣导气血；4.平衡阴阳，协调脏腑；5.减脂降压、消积化淤；6.增力补钙、益智延寿。

书中十八式练习，不仅有全身各关节的活动、全身各肢体的伸展、全身各部位的按摩，还包括重要经验效穴的自我点按。因此通过练习除能获得防止疾病，康体延寿的目的外，还能达到：1.从上到下有序地活动，锻炼全身大小各个关节。2.促进练习者代谢水平提高，使体温上升，降低肌肉的黏滞性，并使肌肉得到舒展，血液循环得到改善，减少受伤的可能性。3.提高练习者循环、呼吸等内脏器官的机能水平，消除内脏器官的惰性。4.促进练习者参与运动有关中枢间的协调。5.调节练习者运动前状态，使大脑皮层兴奋性处于适宜水平等作用。6.使练习者思想较快进入相对集中的宁神状态等。从而使练习者可以更自然、更安全、更有效地进入到锻炼状态。所以其站势练习又被称为《热身十八式》。

通过多年来国内外的实践发现，该练习具有畅通经络，平衡气血，调理脏腑，强健筋骨，增强体质，提高免疫能力，防治高血压、糖尿病和延缓衰老等作用。本练习既可以作为武术等传统体育锻炼的准备活动进行练习，又可以将其作为传统医疗保健术进行练习，深受广大中老年朋友的欢迎。

在本书撰写过程中得到了著名体育科学家田麦久的关怀和指点，得益于《导引养生功》创始人张广德教授亲手指教和其养生理论与实践的启发，也得到北京体育大学研究生庄永昌、孙志刚、王冬梅、张喜琴的帮助，张喜琴还完成了《乾隆养生术对老年人健身功效的研究》一文，在此一并表示感谢！

本人水平有限，书中难免有不妥之处，恳请各位批评指正！

目 录

再版说明 …………………………………………… 1
序 ………………………………………………… 2
前言 ………………………………………………… 4

第一章　乾隆健身术概述　1

第一节　乾隆健身术的由来 ………………………… 2
第二节　乾隆健身术的意义 ………………………… 11
第三节　乾隆健身术的概念 ………………………… 16
第四节　乾隆健身术的特点（以站势练习为主）…… 19
第五节　乾隆健身术的作用 ………………………… 33
第六节　乾隆健身术的体系 ………………………… 40

第二章　乾隆的养生实践及科学原理　45

第一节　吐纳肺腑 …………………………………… 46
第二节　活动筋骨 …………………………………… 48
第三节　十个常要 …………………………………… 50
第四节　四个勿行 …………………………………… 54
第五节　居饮有节 …………………………………… 57
第六节　适时进补 …………………………………… 59
第七节　习武狩猎 …………………………………… 60
第八节　潇洒巡游 …………………………………… 61

| 第九节 | 赋诗作画 | 62 |
| 第十节 | 品茗吟唱 | 64 |

第三章　如何学练乾隆健身术　67

第一节	乾隆健身术服务现代生活	68
第二节	乾隆健身术是实践科学生活方式的桥梁	77
第三节	应注意享受乾隆健身术的实践过程	90

第四章　乾隆健身术（站势）生理效应的实验研究　105

第一节	选题依据	106
第二节	研究对象与方法	108
第三节	测试结果与分析	110
第四节	结论与建议	121

第五章　乾隆健身术基础　123

第一节	乾隆健身术手型手法	124
第二节	乾隆健身术步型步法	129
第三节	乾隆健身术步法基础练习	135
第四节	乾隆健身术注意事项	158

第一章 乾隆健身术概述

第一节
乾隆健身术的由来

壹 养生成功的标志是什么？

什么样的养生是成功的养生？这确实是摆在我们每个养生学者和养生爱好者面前的一个重要课题。有人说："不得病，就是成功的养生。"有人说："活得长，就是成功的养生。"有人说："心情舒畅，生活幸福，就是成功的养生。"还有人说："吃得香，睡得美，想得开，就是成功的养生。"是的，这些都没有错，但这些说法有的缺乏全面性，有的缺乏可评价性和可操作性。其实，要回答这个问题也不难，中国最早的史书《尚书》，早在两千多年前就为我们提出了衡量养生成功的标准，在《尚书·洪范》中就提到，人有五福："一曰寿，二曰富，三曰康宁，四曰攸好德，五曰考终命。"意思就是"福分"包括：

1.长寿,是指命不夭折而且福寿绵长;2.富贵,是指钱财富足,而且地位尊贵;3.康宁,是指身体健康,而且心灵安宁、心态平和;4.好德,是指生性仁善,而且宽厚宁静;5.善终,是指能预先知道自己的死期,临命终时,没有遭到横祸,身体没有病痛,心里没有挂碍和烦恼,安详而且自在地离开人间。也就是说,人的"福分"不仅要活得长,活得健康安宁,还要有完美的道德、完满的人生过程。而成功的养生应该和幸福的人生挂钩才有意义,实际上,这也是养生的范畴。因此,笔者认为成功的养生指标至少应该包括长寿、健康、事业有成和享受养生及人生过程等四个部分。具体来说就是:

一、长寿

就是说要达到较高的寿命,中国人向来就把长寿放在至高无上的位置,并对其进行了长期不懈的追求。《诗经》中有三十多处提及"寿"字,"万寿图"也在各个寺庙中出现,上面提到的《尚书·洪范》把"寿"作为"五福"之首,道教更是把"长生久视"作为养生追求的最高目标。所以,英国近代生物化学家和科学技术史专家李约瑟博士,在《中国之科学与文明(中国科学技术史)》一书中提到:"道教思想从一开始就有长生不死的概念,而世界上其他国家没有这方面的例子。这种不死思想,对科学具有难以估计的重要性。"不死的说法自然是无稽之谈,我们追求的只是要达到我们应享的寿命即可,而不可能是长生不死。因此,养生成功的标志之一,就是在寿命上应该尽量达到自己应享的寿命。古人有人生七十古来稀之说,现在怎么也要朝着九十、一百前进吧,何况现代社会寿高九十者比比皆是,百岁老人也不稀奇(据中国老年学学会最新数据显示,截止2010年10

月，我国共有43708位百岁老人，而且，近十年来，百岁老人正约以每年2500人的速度增长）。

二、健康

是指整个生命过程要健康。1946年世界卫生组织（WHO）成立时在它的宪章中提到："健康乃是一种在身体上、心理上和社会上的完满状态，而不仅仅是没有疾病和虚弱的状态。"也就是说，一个健康的人，不仅要在生理上健康、消除疾病，还要获得心理的安定和社会心理的平和。还有人认为："健康是1，幸福、事业、发展、金钱等都是'1'后面的'0'，没有'1'，后面的'0'都没有意义。"[①]这就是对健康重要性最好的诠释。一个每天病怏怏的人，我们无法想象他能快乐；一个整天病卧榻上的人，其寿命的延长也只能算是苟延残喘，更不可奢谈幸福。因此，要保持生理健康，精神状态良好，社会关系和谐，人生才有意义。

三、事业有成

也就是说，养生的成功，还应该和事业的成功挂钩。这种成功，不一定要登峰造极，也不一定要做大事，当大官，成大买卖；而是指在我们能力范围之内，从点滴做起，把自己的事做好，达到有益于国家、社会和家庭即可，而不能浑浑噩噩、无所作为。因为，这有利于你用心专一，有成就感，持续获得成功的喜悦，从而有助于建立更好的心态和融洽的社会关系，同时还有利于获得丰厚的物质财富和良好的医疗保健条件，进而使你获得较为优良有利于健康长寿的物质基础。世界卫生组织研究发现：

---

① 《健康快车——讲课经典　健康行动》．洪昭光，北京出版社，2003年8月。

"在决定人的健康和寿命的因素里,社会环境占10%,医疗条件占8%,物质基础起重要作用的生活方式占60%。"要知道,那些获得高寿的科学家、学术大师和政要名流多是有极好的医疗保健条件的。

四、享受养生过程

这就是说我们要把养生实践作为自己生活的一个内容,作为自己快乐和幸福的重要源泉;而不是去追求某种结果,更不是把养生当做一项任务,要大家来过劳其筋骨、苦其心志的苦行僧式生活。研究发现,一个人来到世上的概率仅有三百亿分之一。我们在获得如此偶然的生命之后,随之而来不免会有生命如此短暂的忧虑,我们更要很好地珍惜这来之不易的生命。所以,庄子主张"活在当下",要学会享受生命,享受生活。只有这样才可产生养生实践的"马太效应",获得健康长寿的养生实效。而要想实现享受养生的过程,最好的办法是把养生实践和个人兴趣爱好结合在一起。

当然,上述指标都是相对的,不要把它们绝对化,因为"人生不如意十之八九",许多事情都不是你想象得那么完美,不能一患上病或事业一不如意,就认为自己的养生不成功。季羡林长期服用安眠药,活到98岁;陈立夫50岁时就患有糖尿病,结果寿高106岁;你能说他们的养生不成功吗?因此,养生的成功与否,最关键的还是要看你的养生过程是否合理,人生过程是否幸福。

按照上述标准,遍查各种史料我们发现乾隆是最符合上述四条的人之一,这从下面的分析当中不难理解。

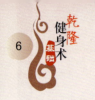

贰 乾隆有"十项之最"

台湾地区学者高阳在《清朝的皇帝》一书中就开列了乾隆所创造的秦汉以降所有中国皇帝的10项纪录,具体说来是:福分最高、年纪最长、在位最久、足迹最远、花钱最多、身体最健康、知识最广泛、著作最丰富、本业最在行、身世最离奇[①]等。合称为"十最"。对此本书试进行一些分析。

一、福分最高

乾隆五十五年,乾隆80大寿,纪晓岚上寿联,其中有"五世同登五福备",五福指《尚书·洪范》所言"寿、富、康宁、攸好德、考终命"。乾隆皇帝身历"七世",自己则是"五世同堂"。乾隆四十五年他自撰联:"七旬天子古六帝;五代孙曾予一人。"这在中国帝王中应该说是唯一的。这一点,似乎在乾隆还是皇孙时就已注定。康熙六十年,康熙帝在圆明园第一次见到弘历,即后来的乾隆,就将乾隆的"八字"要走。乾隆出生于康熙五十年(1711年)八月十三日子时,其生辰八字是:"辛卯、丁酉、庚午、丙子。"清宫档案中有对此的批语,其中云:"此命富贵天然,这是不用说。占得性情异常,聪明秀气出众,为人仁孝,学必文武精微……诸事遂心,志向更佳……子息极多,寿元高厚。"

---

① 《清朝的皇帝》,高阳,广西师大出版社,2008年6月。

二、年纪最长，寿至89岁

一部《二十五史》，不知从何说起？几人称王，几人称孤，倒是历历可数。从秦始皇到末代皇帝溥仪，中国历史上共出现几百位皇帝，他们的平均寿命约为39岁，差一点点才"不惑"，离天命还早得很。八十岁以上的只有五位，四男（梁武帝、宋高宗、元世祖、清高宗）一女（武则天）。夺得冠军的则是清高宗乾隆皇帝，他活了八十九岁，寿命之长，在中国皇帝中是空前绝后的，在全世界到目前为止的历代君王中也是排名第二的，自称"古稀天子"，人称"神仙皇帝"。

三、在位最久，60年皇帝，4年太上皇，共64年

雍正十三年八月二十三日，雍正帝死，九月初三日，乾隆正式即位。乾隆即位之初，就曾祷告，自己若蒙上天眷佑，也不敢超越自己祖父康熙纪元六十一年之数。乾隆六十年九月初三日，乾隆兑现了自己的承诺，将皇位传给了十五子永琰，即后来的嘉庆帝。但在宫内，还是用"乾隆"年号。嘉庆四年（亦乾隆六十四年）正月初三日，乾隆去世。乾隆实际掌权64年，他也是世界上实际统治时间最长的君王。

四、足迹最远，一生巡游

乾隆一生到各地巡游，曾6次南巡，至苏、杭、南京；8次东巡，至泰山、曲阜；4次去盛京，谒祖陵；5次西巡，至五台山；1次至河南开封、洛阳、嵩山；至于前去木兰秋狝及京郊等地，更是繁多。有人统计，乾隆一生巡幸共达150次之多，他本人有"马上皇帝"之称。

五、花钱最多

乾隆将自己一生的10次重大军事战役,称为"十全武功","十全老人"即来源于此,仅此就耗银数亿两。再有他的频繁出巡、营造北京城等,若说银子"花得像淌海水",一点儿不虚。

六、身体最健康

仅将乾隆与康熙作一比较。乾隆最后一次南巡是在乾隆四十九年,当时乾隆已经74岁,而康熙最后一次南巡是在康熙四十六年,康熙54岁。英国使臣马卡尔尼在回忆录中对乾隆做了这样的描述:"余静观其人,实一老成长者。形状与吾英国老年绅士相若,精神也颇壮健,八十老翁,望之犹如六十许人。"(刘半农译)[①]

七、知识最广泛

仅语言方面,乾隆就知晓满语、汉语、蒙语、维吾尔语、藏语等多种语言。此外,他对儒教、佛教等文化也极精通。

八、著作最广泛

乾隆一生的诗作达43000多首,而《全唐诗》共48900余首,但却是2200多个作者。乾隆诗作之多在中国历史,乃至世界历史上肯定是空前绝后的。此外,他还有大量的文章、列传、谕旨等存世。

九、本业(做皇帝)最在行

乾隆在其乾隆四十五年,也就是他70大寿的时候,曾对历代

[①] 张宏杰著,《乾隆皇帝的十张面孔》,人民文学出版社,2009年4月。

帝王有过点评，他说，历代帝王年过70岁，有汉武帝、梁武帝、唐玄宗、宋高宗、元世祖、明太祖6人，但乾隆认为这些人都不及他，"得国之正，扩土之广，臣服之普，民庶之安"乃前代所未有，而能危害国家的因素，如强藩、外患、外戚、宦官、奸臣、权臣等都不存在，这不免有自吹自擂的成分在内，但他成就了康乾盛世，却是不争的事实。

十、身世最离奇

这包括两个方面的内容。其一是他的出生地问题：一是他出生在雍亲王府（即今天的雍和宫）；二是他出生在避暑山庄。其二是他的生母问题：官方的说法是他的生母是钮祜禄氏；第二种说法是，乾隆的母亲是避暑山庄的一个汉人宫女，高阳在《乾隆韵事》还将此女子命名"李金桂"；还有一种说法是，乾隆是浙江海宁陈阁老的儿子，除了这一点已证明不可信外，乾隆的身世还真的未得庐山真面目。

当今社会，许多人虽然达不到古代皇帝的生活条件。但也是处在物质极大丰富，工作极其繁忙，精神极度紧张，渴望事业成功的状况中，这种情况下，要想身体健康、事业有成、生活幸福、寿命绵长，就应该将乾隆这位"十全老人"作为养生实践的榜样。

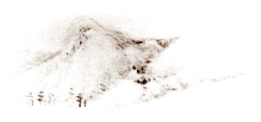

叁　乾隆有"十常"养生法

乾隆不仅有极具科学性的理念,还有可操作性强的养生理论和方法,非常值得我们学习和借鉴,这就是"吐纳肺腑、活动筋骨、十常四勿、适时进补"16字养生秘诀。乾隆健身术主要是依据乾隆"十常四勿"中的"十常"创编而来,即"齿常叩、津常咽、耳常弹、鼻常揉、睛常运、面常搓、足常摩、腹常施、肢常伸、肛常提"等十个经常用到的练习(详见第二章)。因此,本书假托乾隆之名而作。

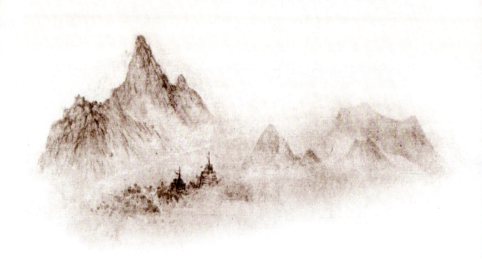

第二节 乾隆健身术的意义

壹 端正养生的目的

命名乾隆健身术是要让大家理解养生的目的，明确养生成功的标志。因为，在我们的周围，人们普遍对健身养生的目的不明确或理解不全面。有的认为是为了健康，有的认为是为了治病，有的认为是为了长寿，还有的认为可以追求长生不死（如以秦始皇、汉武帝为代表的大批帝王），更有甚者认为是为了开天目、通周天、激发特异功能等。这样不仅达不到养生目的，反而会使练习者的生活幸福度和快乐度下降，导致自己的身体健康受到危害，严重的还会出现走火入魔，导致早夭或暴亡（历代皇帝中就有许多因服食金丹而致死的）。相比之下，乾隆的养生理念、方法显得科学、实用、可操作性强；其养生过程极为合理、自然。因此，他获得了极佳而又全面的养生效果，享受了辉煌而又幸福的人生过程。这样，用乾隆来命名这套健身术，不仅贴切，而且有利于我们借鉴乾隆的养生经验，端正养生目的，树立明确的健身目标，采取科学的养生方法，进而获得全面的养生效果。

贰　给白领阶层以启示

　　现代社会，我们的物质生活得到了极大的丰富，竞争不断地加剧，各种诱惑不断增加，使人们尤其是白领阶层的欲望高度膨胀，精神压力不断增大；加之，劳动强度较小，过量进食，给人们带来了心脏病、高血压、糖尿病、肿瘤和亚健康等一系列文明病，对人们的健康和长寿造成极大的威胁，这些与历代帝王的境况有些相似。如何才能使生活过得像皇帝一样好，又能保持健康长寿，而不是像大多数皇帝一样短命呢？乾隆的"十常"（前已述）养生实践和"四勿"养生理念（即食勿言、卧勿语、饮勿醉、色勿迷），就是很好的答案。此外要保持良好的养生心态，做到"事烦心不乱，食少病无侵"（乾隆语），要能够把握自己的心性。世界上最难的事，不是想做什么就做什么，而是想不做什么，就不做什么。这些都是他在养生理念和实践上（甚至做人做事上）不同于其他皇帝的地方，也是我们现代人，尤其是白领阶层应该借鉴和学习的地方。当然，我们宣传乾隆的养生理念与实践，并不是要大家来模仿他的一切，更不能效仿他奢靡的生活，乾隆养生是不可复制的。

叁　不要以忙为理由

命名乾隆健身术，宣传乾隆成功的养生经验，就是要学习他坚强的意志，坚持不懈的精神，规律的生活习惯。（张宏杰先生说过，"嘉庆帝深得乾隆真传，生活起居，如同钟表一样精确"。）因为这是保证他能够很好地缓解压力，克服重重困难，获得养生成功的条件，这也符合养生之道。中国养生的一条重要方法就是"起居有常"。在与人们交流养生锻炼的体会时，很多人都会说："锻炼确实很有效，也很愉快，我也很想进行养生活动，但我们现在压力多大呀，时间多紧张呀，单位多忙呀，没时间呀。"这时候只要反问一句："你忙！你能忙得过乾隆呀！"说忙的人也就无语了。因为，封建社会是靠皇权统治的，事无巨细，什么事皇帝都要管。众所周知，康乾盛世是中国历史上最后的，也是最大的一个封建社会盛世，虽然这一结果从推动社会发展方面来看，并不是我们想要追求的。但在当时政治体制背景下，那种盛世的获得，除了其上代皇帝的贡献外，更多地取决于靠当朝皇帝的努力经营。"他是整个18世纪中国几乎所有重大事件的参与者和决策者。从某种意义上说，中国的18世纪就是乾隆的世纪"[1]，也就是说乾隆承担的工作量和强度是巨大的。在这种情况下，他能坚持从事养生活动，获得养生成功。我们还有什么理由用"忙"、"没时间"、"压力大"等理由来作为借口，忽视自己的养生活动呢？

---

[1] 郭成康，《乾隆正传》，中央编译出版社，2006年4月。

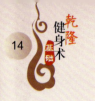

肆 乾隆的养生智慧

我们进行养生健身活动都有这样的体会，就是往往不能坚持长久，乾隆已经为我们探寻到解决这个问题的良好途径。研究发现，他的养生实践和他的兴趣爱好是紧密相连的。因为他爱好旅行，人称"浪游天子"；喜欢作诗，人称"诗人皇帝"；喜欢美食，是皇帝中的美食家，人称"神仙天子"；爱好学习，学识渊博，被尊为"学问天子"；喜爱品茗吟唱，人称"茶痴皇帝"、"行吟诗人"；爱好武功狩猎，人称"马上皇帝"。这些爱好对于他坚持进行养生活动，享受养生过程并从中获得养生实效，进而达到调节心理、陶冶情操、健康长寿的目的无疑起到良好的作用。

"爱好"一词在《辞海》中的解释是指喜爱，具有浓厚兴趣并积极参加，时间长了可能成为生活的习惯。爱好，特别是良好的爱好，会使你的生活之舟鼓满风帆。一位诗人曾经这样说过："为了您的身心健康，请培养至少一种爱好，而健康的身心正是快乐的唯一依托与内在体现。"爱好可以给人一种对快乐的期望与感受，而且爱好越是强烈，这种期望与感受也越强烈。兴趣和爱好都是人不可或缺的，它们对人的需求是一种满足、调剂与丰富。任何需求得到满足，都会给人一种愉快的感觉。

良好的爱好能使人健康长寿。例如：爱好音乐能增强食欲，爱好养花能陶冶性情，爱好绘画能开阔思维，爱好写作能丰富想象，爱好赏鱼能调节血压，爱好吃素能减少疾病，爱好收集能延缓衰老，爱好书法能平和心态，爱好下棋能益智健脑……多变的内容，又会进一步激发你的兴趣，渐渐地从厌烦转化为爱好，快乐便由此而生，身体也会越发健康，俗话说得好："业余爱好广，胜过增营养。"因此，我们要注意培养那些有益身心健康的爱好，并在愉快的状态下实践和享受它，这样才能很好地坚持下去，并获得良好的养生效果。

总的来说，养生不是搞运动，不能打歼灭战，不可能一蹴而就。命名乾隆健身术，目的就是要使大家在学练过程中学习乾隆的养生理念，借鉴乾隆的养生经验，实践乾隆的养生方法，进而使自己的养生和人生都获得成功。当然，真正的成功无法复制，而且成功不是从终点到起点的反推。我们更不能去模仿乾隆的奢靡生活，这一点请谨记。

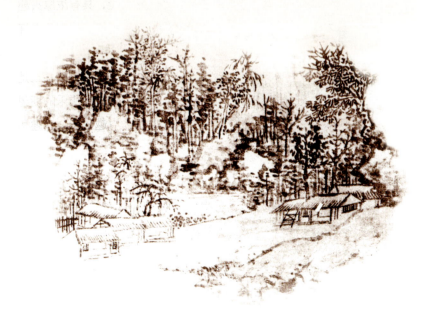

第三节 乾隆健身术的概念

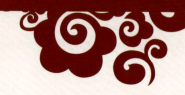

乾隆健身术是以中国传统养生文化为指导,借鉴乾隆的养生理论和方法;以意念活动、呼吸调理和身体运动为基本手段,以三调合一为练习准则;以享受过程、增进健康、防治疾病、延年益寿为基本目的的自我锻炼。

这就是说:

其一 乾隆健身术运用了大量的传统文化和传统养生知识,包括儒、道、释和中医文化;要学习乾隆健身术,进行乾隆健身术练习,就要学习和借鉴中国传统文化知识,掌握中国传统养生的理论和方法,实践中国传统养生的技术。因为,健康长寿自古以来就是人们向往和追求的美好愿望,《黄帝内经》早就指出:"天地覆载,万物悉备,莫贵于人。人以天地之气生,四时之法成,君王众庶,尽欲全形。"也就是说,无论是在原始人类的茹毛饮血,或是现代人们津津乐道的"太空食品"、"基因食品"和"基因疗法",其目的都是想尽量延长个体生存时间和提高生存质量。随着社会物质文明程度的提高,人们对健康长寿的愿望和要求将大大增加；对养生的热情也将空前高涨。不论是中国人还是外国人；不论是政要名流还是布衣平民，都需要健康，都渴望长寿。因而养生文化具有其他文化所无法比拟的群众基础和美好前程。

中国传统养生文化包涵了上下五千年华夏民族的养生理论与养生实践，具有中国传统哲学和中医理论的底蕴，显得尤为博大精深。它不仅来自于历代劳动人民众多防病健身方法，在其发展过程中还糅合了儒、道、释及诸子百家的学术精华，形成了庞大的体系，是中华民族智慧的结晶。"易经"、"道德经"、"论语"、"庄子"、"黄帝内经"等，无不为启迪中国人的养生思想提供基础；"五禽戏"、"八段锦"、"易筋经"、"太极拳"等，则不仅为我们进行养生锻炼提供了很好的方法手段，为中华民族的健康长寿和繁衍生息作出了不可磨灭的贡献，而且还远播世界各国，受到世界各国爱好者的欢迎。中国的传统养生方法包括"调畅神态、运动躯体、适应环境、调理饮食、房事和谐、趋利避害"等内容，这和世界卫生组织提出的"合理膳食、适量运动、戒烟限酒、心理平衡"的现代科学生活方式可谓如出一辙。因此，以中国传统养生文化为指导的乾隆健身术，具有鲜明的现实意义和深远的历史意义。

其二 进行乾隆健身术练习，要借鉴乾隆成功的养生经验。因为，乾隆不愧为最成功的养生长寿实践者之一，他不仅健康长寿、事业有成，而且享受了快乐人生。他的成功是全方位的，而这全方位的成功在一定程度上得益于他科学的养生理念，得益于他全方位科学的养生实践，得益于他合理的生活方式。清史专家高阳总结发现，从汉高宗到宣统，在这所有的皇帝中，乾隆皇帝占了十项之最（前已述），因此，他认为："皇帝做到高宗（乾隆）至矣、尽矣。"因此，我们要总结乾隆的养生经验，从中汲取他养生中有益和科学的经验，做到享受锻炼、享受养生、享受健康、享受生活，从而使我们的生活质量更高，对人类贡献更大。

其三 进行乾隆健身术练习，要避免单纯的身体练习，那样就会使锻炼成为仅有肢体活动的现代体操（Gymnastics）了。也就是说乾隆健身术练习包括：柔和缓慢、连贯圆活的肢体运动，悠、缓、匀、长的腹式呼吸，似守非守、绵绵若存的意念活动。并且强调以意念协调呼吸和动作，以动作为呼吸服务的三调合一的准则。因为，千百年来的实践证明，只有这样练习，才能达到平静情绪、调养精神、疏经活络、强健脏腑，健身祛病、延年益寿的目的。

其四 乾隆健身术的目的就是要使学练者：享受锻炼过程、增进健康、防治祛病、延年益寿，而不是让其去追求那些虚无缥缈的东西。所以，其指导思想、基本原理、基本方法和练习要求都是按照"总体调摄、培本补元"，"预防为主、未病先防"和"补益先天、调理后天"来设计的。实践证明在健身、祛病、延年方面具有显著的效果。世界卫生组织指出："人人享有卫生保健是全球永恒的目标，21世纪，我们要不断提高人人享有卫生保健的水平。"这说明乾隆健身术的目标定位是具有现实意义，也是具有可持续发展前景的。

第四节 乾隆健身术的特点
（以站势练习为主）

壹 养练结合、以养为纲

"养"指"养生实践"，"练"指各套乾隆健身术的"练习"。这就是说，开展乾隆健身术活动，既要重视术式的练习，更要重视养生实践，而且要把养生实践作为中心内容来实施。也就是说，练习是手段，而养生才是目的，因为养生是使人们走向健康长寿的必由之路，而我们的目的就是为了健康长寿。

"养生"（Life enhancement & Preserve one's health, Keep in good health）是指：保养生命，追求长生。它以"调养精神、调理饮食、起居有常、适应环境、运动躯体、房事调摄、劳逸适度、药食并举和趋利避害"[1]等为基本内容；以《黄帝内经·上古天真论》指出"上古之人，其知道者；法于阴阳，

---

[1] 郭海英.《中医养生学》，中国中医药出版社，2009年8月。

和于术数,饮食有节,起居有常,不妄作劳,故能形与神俱,而尽终其天年,度百岁乃去。今时之人,不然也;以酒为浆,以妄为常,醉以入房,以欲竭其精,以耗散其真,不知持满,不时御神,务快其心,逆于生乐,起居无节,故半百而衰也"为评定标准。

"练习"在这里是指,以意、气、形为手段,以上述三调合一为基本准则的自我锻炼。可以使练习者提高心肺功能,调节神经,畅通经络,宣导气血,心情舒畅,提高身体机能水平等功能。但国际卫生组织对健康的定义是:"健康,不仅限于身体上的良好,而且还包括精神的以及社会的安宁状态。"这就说明,要想达到健康的目的,不仅要使身心健康,而且还要使社会心理和自然、社会环境安宁,这仅靠"练习"是不够的,而需要有更加科学、合理、全面的方法。实践证明,如果不注意养生仅靠练习,是练不好的,也是不能达到健康长寿的目的。我们不能想象,带着焦虑的情绪、混乱的思想、恍惚的神情怎么可以把练习做好。练习过程中不结合身体状况、自然社会环境、季节气候;不科学地安排练习频数、运动强度和运动量又怎么能够有所收获?练习之余,争强斗狠、斤斤计较、患得患失、暴饮暴食、起居无常、劳逸无度,又怎么能够保持练习的效益,达到健康长寿的目的?

从上面的分析我们不难看出,中国传统养生是人们实现健康长寿的理想途径。落实到当今社会,就是实践世界卫生组织提出的"合理膳食、适量运动、戒烟限酒、心理平衡"的科学生活方式。因为,就现代生活而言,生活方式在人类健康和寿命因素中占的比率是60%(图1-1),而研究表明:"健康(科学)的生活方式能使高血压病减少55%,脑卒中减少75%,糖尿病减少

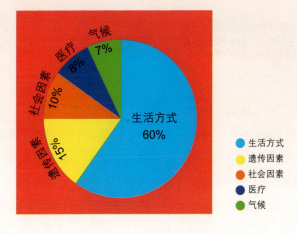

图1-1

50%，肿瘤减少三分之一，平均寿命延长10年以上。"①显然通过练习实践，进行养生活动，来改变不良的生活方式，建立科学的生活方式是非常必要的，也是切实可行的。

因此，笔者在创编乾隆健身术时，十分重视引导人们在练习的同时进行养生实践，包括结合练习介绍养生知识，如：在动作名称的采用上就是将动作方法结合健身效果，从而将医理灌输其中；在动作编排和功能的解释上，结合运动学和针灸学原理；在练习前，加强心理诱导，使练习者产生美好的情感体验；在练习后，注意提示养生要求；从而使大家更好地建立养生理念、学习养生知识、掌握养生方法和进行养生的自我评价。

---

① 洪昭光，《健康快车 讲课经典》，北京出版社，2003年8月。

贰 神形兼顾、养神为先

"形"是指人的形体,包括皮肉、筋骨、脉络、脏腑以及充盈其间的气血。"神"是指人的生命力的能动表现,其中包括现代心理学上所说的认知、思维和情志等。这就是说在进行乾隆健身术练习时,既要注意身体的锻炼,以强壮练习者的体质和身体素质;又要重视精神修炼,而且还要把调神放在首要位置。

《黄帝内经》指出:"形恃神以立,神须形以存。"也就是说人的形体决定人的精神,人的精神又依赖于人的形体。《黄帝内经·灵枢·营卫生会》结合人的生理特点指出:"壮者之气血盛,其肌肉滑,气道贯,营卫之行,不失其常,故昼精而夜瞑。老者之气血衰,其肌肉枯,气道涩,五脏之气相搏,其营气衰少而卫气内伐,故昼不精,夜不瞑。"这就是说,人在壮年、老年时,体质状况不同,人在白天和夜晚的睡眠程度是不同的。这说明人的身体状况决定着人的精神状况。不仅如此,还认为人的精神状况的好坏,也影响着身体生理的变化。《灵枢·本神》认为人的怵惕、思、喜、怒、哀、乐等都会影响人的五脏活动,过度者还会导致死亡。事实上,人的精神活动特别是情志活动,从来都是与人的呼吸、消化、循环、内分泌等系统密切相关的。资料表明:"丧偶者,由于情绪的影响,其发病率和死亡率比未丧偶者高50%以上。情绪紧张,可使血脂、血糖及血中儿茶酚胺水平升高,这是促发冠心病的重要因素。"[①]因此,"喜怒不节

[①] 吴志超、胡晓飞,《导引养生法解说》,北京体育大学出版社,2002年6月。

则伤脏",是符合科学的。《黄帝内经》正是基于这种形神之间的相互制约,相互影响的辩证关系,提出"形与神俱"的养生原则。"形与神俱"含有"形为神所依,神者形所根",形体和精神都很健旺之义。因而在乾隆健身术的练习中,要形神兼顾,既要重视形的锻炼,又要重视神的保养。

中国古代养生理论和中医理论中又强调以养神为先,是把神视为人的生命的主宰者,《黄帝内经》指出:"心主神明","精神内守,病安从来","恬淡虚无,真气从之;精神内守,病安从来"。晋代著名修炼家张湛也在《养生集叙》中把养神作为养生十要之首。这可以说是中国古代养生文化中的一个最突出的特点。所以,乾隆健身术又重视以神为先。

在乾隆健身术练习中,主要是通过练习前利用口诀对练习者思想的诱导,使练习者很快入静;练习中采用绵绵若存的意念活动,意守特定的穴位或部位,使练习者思想专一;练习之余采用提示注意事项和要求的方法,帮助练习者进行心理调养,使练习者养成凡事顺其自然的心态,从而使练习者体会"恬淡虚无、精神内守"的境界,达到形神共养,养神为先的目的。

叁 动息相随、动助息长

所谓"动"是指身体的动作,"息"是指呼吸,古人云"一吸一呼合称一息。"[①]在乾隆健身术的练习中的"息"是指练习

---

① 徐光华,《千金养生秘诀》,中国医药科技出版社,1995年2月。

者在柔和缓慢动作的帮助下，采取悠、缓、匀、长的腹式呼吸方式。动息相随是指，在练习乾隆健身术时，动作和呼吸要相一致，强调动作和呼吸的协调配合。根据解剖学原理，动作和呼吸配合的基本原则是："起吸落呼、开吸合呼、松吸紧呼、先吸后呼。"这样有利于呼吸顺畅，用力协调，动作自然大方，取得良好的锻炼效果。

而"动助息长"就是指，练习乾隆健身术时动作要为呼吸服务，要根据呼吸的需要来决定动作的速度和幅度，通常要求呼吸悠、缓、匀、长，并且加长柔缓呼气。因为深长的呼吸有助于调和气血，加大膈肌对肝脾胃的按摩，改善相关脏器的血液循环。而加长呼气又有利于使副交感神经兴奋性提高，从而起到加强肠胃蠕动能力，增加消化液分泌，使心率减缓，血压下降的作用。所以练习乾隆健身术时，身体动作就应该做到柔和、缓慢、连贯、圆活，以此来帮助呼吸的加深加长。除此之外还要求：在吸气时，提肛吊裆，舌顶上腭；呼气时，松腹松肛，舌尖下落。这样有助于呼吸顺畅，调理任督，增生唾液，进而使全身经脉畅通，强健脏腑。

肆 肢在旋拧、力注梢节

所谓"旋拧"就是指在做动作时，既要重视手臂在纵轴上的内外旋转和手腕在横轴上的环绕和拧转；也要重视踝关节在横轴上的环转。因为，手臂的内外旋转可以加大手臂受力的扭距，使手臂受力加大，从而有助于加大对手三阴和手三阳经的刺激

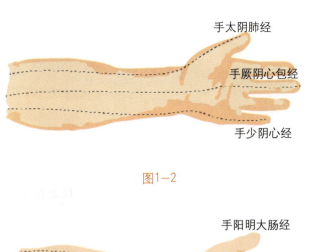

图1-2

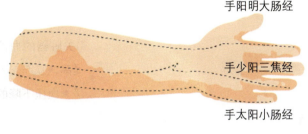

图1-3

（见图1-2、图1-3），达到畅通经络气血、强壮心肺的目的。而手腕的环绕和拧转则主要可以刺激手三阴的原穴：太渊、大陵、神门等（图1-4），和手三阳的原穴：合谷、阳池、腕骨等

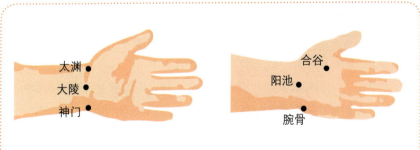

图1-4　　　　　　　　图1-5

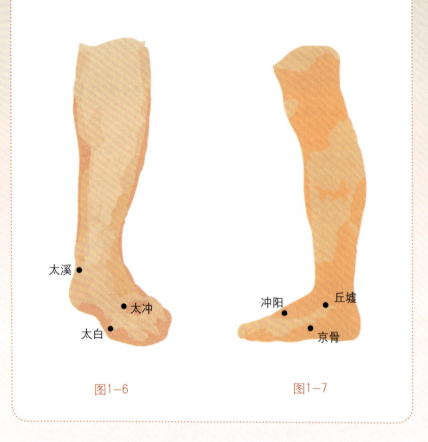

图1-6　　　　　　　图1-7

（图1-5）。踝关节的环转，则可对足三阴经的原穴：太冲、太白和太溪（图1-6），足三阳经的原穴：丘墟、冲阳、京骨（图1-7）。根据中医"五脏有疾当取十二原"（《黄帝内经》）的原理，这样也有助于畅通足三阴和足三阳等经络，从而起到加强畅通经络气血，更好地调理肝、脾、肾功能的目的。

所谓"力注梢节"就是指，在练习乾隆健身术时，要注意运动上肢的肘以下和下肢的膝以下等部位，另外，还要注意，用力尽量达到手指和脚趾尖，使之产生酸、胀、麻的感觉，也就是中医针灸原理中的得气的感觉。这是因为中医认为：腧穴中最重要的穴位井、荥、输、经、合，在上肢分别是指肘以下部位，具体指：指、掌心、腕、前臂、肘等；在下肢是指膝以下部位，具体指：趾、脚心、踝、小腿、膝等。而手指和脚趾尖通常又是十二正经的连接点，气血在连接点也更易阻滞；加之四肢末梢离心比较远，气虚血衰的人都会有四肢厥冷的感觉，这是因为气血动力不足，难以达到远端梢节的原因。所以，在练习时，加强对肘膝以下，以及指趾的刺激，注意力达梢节，可以有效地畅通十二正经，调理气血，使练习者毛细血管开放的数量增加，达到防治疾病的目的。当然更重要的是，肢在旋拧，力注梢节要用力适度，要强调在意念的作用下进行，而不能光使蛮力掘劲。

伍 绵缓匀连、叩按适度

"绵缓匀连"就是要求在练习乾隆健身术的时候，要在身心高度放松的前提下，注意动作的延绵徐缓、均匀连贯，因为这样的练习，可以帮助练习者呼吸悠、缓、匀、深，达到增加练习效果的目的；另外还可使动作圆活，气血周流，从而有效地降低血液黏度，起到消除血脂，降低血压的目的，还可以有效地避免中老年在练习中发生意外。

"叩按"就是指根据练习要求，在不影响整体动作绵缓匀连特点和身体放松的情况下，有针对性地选择相应的穴位或部位进行点、按、叩、运的自我按摩，以提高畅通经络，调理气血的效果。

在乾隆健身术练习中，首先，安排了从头到脚的全身按摩，包括按摩头面、胸腹、胁肋、腰背、臀部、腿后外、腿前内、膝盖和脚面等，这有助于全身的经络疏通，气血周流，气机调畅。其次，根据《黄帝内经》中"心肺有邪，其气留于两肘；肝有邪，其气留于两腋；脾有邪，其气留于两髀；肾有邪，其气留于两腘"的理论，乾隆健身术练习安排了大幅度的屈伸双肘（活肘舒心）、摩运两胁（摩腹导任）、捶叩两髀（叩环除痹）和连拍两腘（按腿延寿）等练习，无不在于刺激经络，调理五脏，改善全身的淋巴系统功能。但在捶叩和按摩时又要注意用力适度，因为用力过小对有关经络穴位的刺激强度不够，达不到畅通经络，防治疾病的目的；而用力过猛、过大，则一方面会破坏动作的节奏，另一方面也有可能造成软组织的损伤，产生淤血，结果是适得其反。

陆　采咽结合、顺应自然

"采"就是指"采气"，"咽"在这里是指"咽津"。"采气"就是要求练习者，在练习时，有意识地借助皮肤来采集天地精华之气，以达壮中补元的目的。这种练习的作用，其一，可以使练习者在练习时，思想集中，净化大脑，平静情绪，从而使大脑皮层放松，脑细胞合成能力增加。其二，可以有效地引导气息沉入丹田，加强肠胃蠕动。其三，可以帮助天地精华之气归入丹田。

"咽津"则是指在练习时口中产生的唾液随时咽下，以达到壮中气补元气的目的。研究表明，唾液中含有溶菌酶、消化酶、免疫球蛋白、黏液球蛋白、无机盐、碱性离子和多种活性离子，不仅可以帮助消化吸收，改善糖代谢，中和胃酸，保护和修复胃黏膜，还可以杀菌、解毒、增强免疫力和抗癌。古人认为舌旁有水才能活，所以活＝水+舌。明代中医龚居中认为："津既咽下，在心化血，在肝明目，在脾宜神，在肺助气，在肾生津。"采咽结合就是要求练习者在练习时，要利用一切手段和机会采气和咽津，两者不要偏废。

顺应自然就是指，"采气"和"咽津"不要勉强，要结合自己的状态和练习的进程，自然进行，例如：当你作捶叩和震脚时就不可能进行"采咽"，练习刚开始也不适合进行"采咽"，应在自身机能调动后进行。

柒 全身锻炼、动而有序

"全身锻炼"就是指，乾隆健身术是一套具有保健性质的练习，她要求全身每个部位、每块肌肉、每块骨骼、每组关节、每条韧带、每组淋巴、甚至每个内脏都要活动，也就是要对全身上下、内外、四肢百骸都进行梳理。其手段和方法包括：1.从头到脚全身各关节的依次活动。2.从颈到趾全身各肢节的牵拉伸展。3.从头到脚全身各部位的自我按摩。4.从上到下全身各内脏的协调摩运。从而达到加强全身的血液循环，提高机体新陈代谢的能力，促进内脏蠕动气血运行，增进练习者身体健康的目的。

"天地盖为有动而已。动之属于人类而有规则之可言者曰体育。"①"动而有序"是指，整个练习从头到脚，从前到后，从外到内很有规律。一方面，有助于气血有规律地运行，加强畅通气血的效果；另一方面，可逐步活动全身所有关节、部位，达到热身和强体的良好效果。此外，还可帮助练习者对动作的理解和记忆，因为，这种练习的编排会让练习者：练完了头部，就会想到两肩；练完了两肩，就会想到两肘；练完了两肘，就会想到两腕和十指。练完了上肢，就会想到躯干；练完了躯干，就会想到胸腹；练完了胸腹，就会想到腰背；练完了腰背，就会想到臀髋；练完了臀髋，就会想到两腿；练完了两腿，就会想到两膝；练完了两膝，就会想到两踝和脚趾，最后是敛气调息收势，整个练习一气呵成，很有规律。这有利于气血循环，便于学习、记忆和练习。

捌　简便易练，讲求实效

老子说："大道至简至易。"这就是说越是简单、容易的事物，越接近事物的本质，越容易推广和被人们接受。就像全自动洗衣机和傻瓜照相机一样，虽然其原理深奥复杂，但使用者拿起来一按就可以用，因此普遍受到欢迎。遵循这个原理，乾隆健身术整个练习也是按动作"简便易练"，场地和服装因陋就简的原则安排的。其一，几乎所有的练习，两臂都是同时、同向、同形式、同速度和同轨迹的运动。在站式练习中，没有难度较大的歇

---

① 二十八画生．《体育之研究》．《新青年》第三卷2号，1917年4月。

步、盘根步和独立步，并且整个练习只有原地开步和收步，没有行进间移动，也没有大幅度的转体和复杂的上下肢盘根错节的变化。所以练习简单易行，加之动作要求绵缓匀连，所以不会出现损伤和心脑血管意外，很适合中老年人健身练习，对心脑血管病患者和体弱者的康复也很有效。但这类患者在做"转颈强体"、"挽弓醒身"时，切忌大转体；在做"攀足固肾"时，切忌低头躬身；在做"叩环除痹"时，切忌振脚过猛，以免造成意外。其二，对场地和服装的要求不高。一般来说，场地只要有2米见方，能避风、避阳、避毒、避干扰的安全平地即可；服装只要衣服宽松，鞋底柔软即可（最好是纯棉制品），这是对任何人都可以满足的要求，因此，乾隆健身术非常便于普及推广。

　　乾隆健身术虽然简单易行，但这并不意味着练习不讲效果，而是非常注重获得健身和热身效益。其健身效果在本章的第四节将有详细叙述，在此不再赘述。而其热身效益则表现在：其一，舒展肢体，即是从上到下有序地活动全身大小各个关节，提高练习者的活动幅度，避免关节拉伤。其二，预热身体，即是通过全身各部的运动和放松来促进练习者代谢水平提高，使身体血液循环加快，使身体特别是肌纤维发热，达到降低肌肉黏滞性，使肌肉得到舒展的目的，进而可有效地防止肌肉受伤。其三，消除惰性，要点是通过练习，改善自主神经功能，提高练习者循环、呼吸等内脏器官的机能水平，消除内脏器官的惰性，使内脏器官的工作能力能迅速适应肢体活动的需要。其四，苏醒中枢，要点是通过练习，特别是强调手指的依次卷屈和身体的旋转，促进练习者中枢与运动器官间的协调。其五，调节练习者运动前状态，使大脑皮层兴奋性处于适宜水平等作用，较快进入相对集中的宁神状态。从而使练习者可以更自然、更安全、更有效地进入到锻炼状态。乾隆健身术共有十八节，每节名称都是按照其练习的动作，作用的部位，结合医疗效果来命名的，动作安排也是按照中医经络理论，脏腑学说来进行的，其目的就在于力求达到强身健体，益寿延年之功效。

小结

乾隆健身术简便易行，但它的原理并不浅显，它并不像一杯白开水一样，平淡无味。其动作和要求均蕴涵着中国传统哲学、文化学和中医学，以及现代社会学、心理学、生物学、医学和运动学基本原理，而这些科学道理都体现在每式练习的细微之处，所用练习方法、特点和原则中。所以整个练习虽然简单易学，但其无论在调形、调息、调神和提高练习者养生素养、行为方面，都还有很大的细化空间和提高的余地，这可以就给练习者带来了练习的兴趣和挑战困难的乐趣。如同一坛酿造多年的美酒一样，人们越练越觉得有余味、有收获。笔者的任务不是将大家的锻炼引向生僻、涩滞、味同嚼蜡的茫然世界，也不是要大家过"苦其心志，劳其筋骨"的苦行僧日子，而是试图将其复杂深奥的原理，简单、明了地介绍给大家，使您在学习乾隆健身术时，就像使用傻瓜照相机一样，一学就会，一看就懂，一练就上瘾，还特别有效果，从而通过舒缓、优雅、轻松的练习来享受健身的快感和健康的快乐。

第五节 乾隆健身术的作用

从笔者的本意来说，学练乾隆健身术的主要作用，是想使练习者通过学练功法技术和理论的过程，来借鉴乾隆成功的养生理念，领略博大精深的中华养生文化，建立科学的生活方式，享受轻松愉快的养生过程，进而充分享受美好的人生。也就是说把学练乾隆健身术作为一个养生活动的载体来实践，而不是追求其即刻的效应和虚无缥缈的结果。当然，要达到享受学练过程，在创编过程中就要遵循科学的原理，采用有效的方法，重视练习效果这个物质基础的实现，使练习更具实效性，同时避免可能出现的伤害。具体来讲，乾隆健身术有以下作用：

壹　集中思想、平调呼吸

乾隆健身术最开始采用了语言诱导"正身站立，周身放松，气定神凝，准备练习"，和默想诗句"万籁俱寂思绪敛，内思丹田暖融融，平调呼吸心舒畅，似驾祥云至蓬莱"。这可以使练习者放松身体，净化心灵，呼吸自然，进而产生美好的情感体验。在练习之中，要求练习者结合动作和练习意图，意守身体某个穴位，或某个部位，或某个动作，这样可以起到一念排万念的作用。在练习之后，要求练习者缓缓摩面，静听（想）结束诱导语"希望大家，享受练习、享受养生；享受生活、享尽天年"等。这些都可以使练习者身心放松，进而达到集中思想、平调呼吸的目的。

研究表明，思想集中可以有效地达到：平静情绪、节省能量；保护大脑、健脑增慧；畅通气血、培本固元；保健身体、缓解疾病；调控呼吸、导引肢体的作用。而平调呼吸又可以起到：按摩内脏、促进循环；节省机能、缓解症状、协调自主神经等作用。这就可以使练习者达到良好的练习效果，进而防治现代文明病的发生。

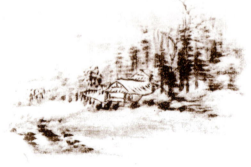

贰　展体热身、除惰促联

乾隆健身术有一定的运动强度和运动量，加之它是全身性的身体运动，所以通过练习不仅可以有规律地活动全身四肢百骸，还可以使身体发热，降低肌肉和血液的黏滞性，从而避免关节、韧带、肌肉、骨骼损伤和血管堵塞等。这种练习还可以有效地消除自主神经的惰性，使内脏器官（特别是心肺）的工作能力得到激发，呼吸循环功能得到加强，为适应随之而来的较大强度的练习服务。在练习中还选用了伸展肢体（如第十式"引体令柔"、第十四式"攀足固肾"、第十六式"按腿延寿"），这也是保证关节、韧带安全，为加大运动幅度服务的最好途径。加之练习中还安排了转体（如第十一式"挽弓醒身"、第十二式"摩腹导任"）和小关节细小的动作（如第九式"举腕启原"、第十四式"攀足固肾"、第十五式"叩环除痹"、第十六式"按腿延寿"的"依次卷指成勾、握拳"、"组掌、叠腕、弹甲"），这样便可更好地刺激中枢神经，使大脑控制运动器官的能力得到增强。

叁　畅通经络、宣导气血

乾隆健身术结合动作中安排了大量的意守、转体、旋臂、按摩、点按和捶叩等手段的练习，力图对有关经络穴位和淋巴进行有效的刺激，启动内气，从而能够很好地起到畅通经络，宣导气血的作用（详见本章第四节）。

肆　平衡阴阳、协调脏腑

乾隆健身术重视阴阳调摄。"阴阳"原是古人指日之向背，后来引申为气候的寒暖，以致把一切现象的正反两个方面，都用阴阳来解释。这种观点在传统养生学中表现为把阴阳视为人体生命的基本属性。《黄帝内经·素问·生气通天论》说："生之本，本于阴阳。"一方面认为人体生命活动，从本质上可以归结为"阴气"和"阳气"的矛盾运动，"孤阴不生，独阳不长"。另一方面又认为，人体作为一个有机整体，它的一切组织结构都是由相互联系、相互对立的阴阳两部分构成，即：腹为阴、背为阳，下为阴、上为阳，右为阴、左为阳，脏为阴、腑为阳。而从动作来考虑即：静为阴、动为阳，向后为阴、向前为阳，向右为阴、向左为阳，吸气为阴、呼气为阳。因此，乾隆健身术的练习无论从手段方法和目的来看都是对称的，即有动就有静、有快就有慢、有上就有下、有左就有右、有前就有后、有内就有外、有对五脏，就有对六腑的等，没有偏废，以达到调摄练习者身体，使之阴阳平衡的目的。

乾隆健身术，要求结合动作意守丹田、章门、命门、商阳、劳宫等穴位，这有助于疏通经络强壮五脏。练习中着重安排了两肘的屈伸、两胁的按摩、两髀和两胭的捶叩，这也有助于调理五脏。《黄帝内经》指出："心肺有疾，其气留于两肘；肝有疾，其气留于两胁；脾有疾，其气留于两髀；肾有疾，其气留于两腘。"另外，练习注重腕踝的活动，从而加强了对十二原穴（阴经以输代原）的刺激，也有助于调理脏腑。再者，练习中深长的呼吸和局部的自我按摩，也有助于改善肝脾胃的血液循环，从而使内脏功能得到加强。

伍 减脂降压、消结化淤

《吕氏春秋》指出："流水不腐，户枢不蠹，动也。形气亦然，形不动则精不流，精不流则气郁。""气郁"便可致百病。汉代名医华佗则指出："动摇则谷气得消，血脉流通，病不得生。"运动医学告诉我们：有氧运动可以有效地减少练习者的脂肪，使其心脏功能增强，血压降低，著名康复医学教授周士枋的研究发现："较长时间柔和缓慢的运动可以使血液的黏滞性下降，而血小板的数量不变。"乾隆健身术就是这样练习的。据测试，练习时间在11～16分钟之间（作为保健练习也可通过增加重复次数适当延长练习时间），60～70岁的人练习时心率平均在104次/分，最高可达113次/分。这是在有氧练习的有效心率（靶心率）范围内，所以通过乾隆健身术的练习可以起到减脂降压和消结化淤的目的。

陆　增力补钙、益智延寿

中医认为："肾为先天之本"，"肾主精、主骨生髓，为作强之官、出伎巧"。也就是说，肾气充盛，可以使人动作强劲有力，思维敏捷多智谋。研究表明："适当的力量练习，可避免中老年人血中钙的丢失。"而中医认为人的生、长、壮、已都和肾气密不可分，中医就有："肾气—免疫—寿命"、"肾气—内分泌—寿命"和"肾气—遗传—寿命"等学说。因此，调理肾气是增力补钙，益智、延寿的关键。

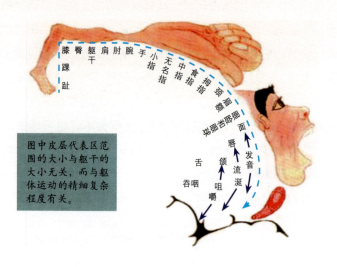

图中皮层代表区范围的大小与躯干的大小无关，而与躯体运动的精细复杂程度有关。

图1-8

在乾隆健身术中安排了许多补肾的动作，如第十一式"挽弓醒身"、第十三式"捶背通督"、第十四式"攀足固肾"、十六式"按腿延寿"和第十七式"蹲膝抗衰"等，加强了对肾经、膀胱经、督脉和命门的刺激，加之功法中意守丹田的要求，从而达到调理肾气的目的。另外，乾隆健身术中也安排了姿势可高可低的马步动作，如第十一式"挽弓醒身"、第十五式"叩环除痹"，这些都有利于练习者力量的增加，起到增力补钙的作用。

此外，在乾隆健身术的练习中强调手指的协调运动，如依次卷指切腕（第八式"活肘舒心"）、成勾（第九式"举腕启原"）和握拳（第三式"揩鼻纳清"、第十五式"叩环除痹"、第十六式"按腿延寿"）等动作要求，都有利于大脑皮质功能的改善，因为前臂和手指在躯体运动定位和躯体感觉定位中占的比率相当大，超过总体的50%（图1-8）。

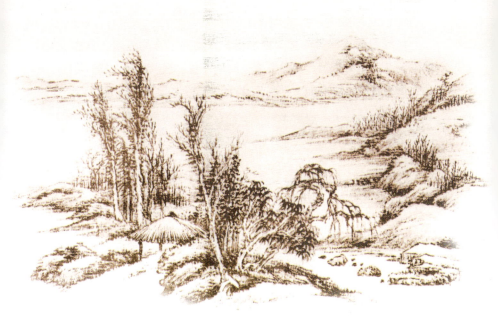

第六节 乾隆健身术的体系

第一辑 基础篇

壹 宁神调息养生术

该练习是练习者取站姿或坐姿,做动静结合的练习。其主要功能是:集中思想,平静情绪,畅通任督;锻炼呼吸,导气令和;调整身型,培养姿态;肢体安舒,上下协调;平衡阴阳,调理气血;畅通经络,协调脏腑。适合人们进行调意、调息和调身的基础练习,也可作为健身祛病的有效方法。

贰 柔体导气养生术

该练习是练习者取站姿,做动静结合的练习,其主要功能:

柔顺肢体，畅通气血，健身强体。适合人们进行基本功练习，也可作为健身祛病的方法来练习。

第二辑　健身篇

壹　乾隆健身术——站势

该练习是练习者取站姿，主要功能：热身，强体，预防和辅助治疗心血管疾病、糖尿病，增进健康，益寿延年。适合各类人群的锻炼，并且也适合进行体育健身的广大爱好者各类体育锻炼之前作为准备活动练习之用。如在武术套路、太极拳、八段锦、五禽戏、易筋经和所有古现代导引之前的准备练习效果更佳。

贰　乾隆健身术——坐势

该练习是练习者取坐姿，主要功能：热身，强体，预防和辅助治疗心血管疾病、糖尿病，增进健康，益寿延年。适合各类人群的锻炼，因为是坐势练习，所以很适合年老体弱，站立不便的爱好者练习；也适合因气候恶劣，环境较差不能在户外进行练习时采用；还可作为体育课的风雨教材使用。

叁　乾隆健身术——卧势

该练习是练习者取卧姿，练习共分三套，一套是保健练习，主要功能：强身健体。适用于中老年人健身锻炼。一套是睡前练习，主要功能：健身、消食和安眠。还有一套是睡后练习，主要功能：健身、醒身和柔体。

肆　乾隆健身术——行步

该练习是练习者行进间进行的练习，主要功能：调节情绪，强健心肺，减脂降压，主要预防和辅助治疗心血管疾病、糖尿病，增进健康，益寿延年。适用于中老年人练习，可在散步期间选取一段时间专门锻炼，也可边散步交谈，边进行锻炼。但必须是在路面平整，自己比较熟悉，没有机动车通行的特定场所，如运动场、公园等地。

第三辑　对症篇

主要内容有：乾隆健身四季（春、夏、秋、冬）健肝走处方；乾隆健身对症健身处方等。主要功能：预防和辅助治疗各种脏腑疾病和心脑血管、糖尿病、肿瘤、抑郁症、亚健康等现代文明病和症状，增进健康，益寿延年。适用于病患者、体质虚弱者和中老年人练习。可在散步或专门选取一段时间进行锻炼。

第四辑 理论篇

壹 理论答疑

收集乾隆健身术研究、教学和练习当中遇到的问题，尤其是练习者练习中遇到的实际问题，并分类给予科学、合理的解答。使乾隆健身术的爱好者练习时能够做到有的放矢，科学学练，从而获得更好的练习和养生效益。

贰 科学测试

主要为乾隆健身术各种练习的机理研究，以及练习乾隆健身术对人体生理、生化、心理和身体健康水平影响的医学测试和临床观察，以便丰富和发展乾隆健身术的理论、套路、方法，练习处方，改进其练习、教学和推广方法，提高乾隆健身术练习的科学性。

叁 百家观点

主要集结有关专家、学者、管理者和练习爱好者对乾隆健身术理论、方法、体系、组织推广和效益的体会、评价和建议。

在中国数千年封建社会的历史长河中,清代乾隆皇帝是最引人注目的人物。他身为皇帝,在位60年,还当了4年太上皇,处理政务,游刃有余,成就了康雍乾盛世,可谓事业有成。他风流倜傥,喜好习武、狩猎、巡游、吟诗、品茗、作画。他潇洒一生,福分极高,历经康熙、雍正、乾隆、嘉庆四朝,享受七代同堂的天伦之乐。他一生健康,87岁还外出狩猎,一生未佩戴眼镜,临终前不久还能读书写字;且寿高89岁,是皇帝中的寿魁。

足见其养生实践是我国历史上最成功者之一。查阅二十五史可以看到,几百个皇帝,短命的多,长寿的少,平均寿命约为39岁。而乾隆是我国历代皇帝中的寿魁,乾隆为何会有如此成功的养生?为什么能独享高龄呢?原来他有:『吐纳肺腑、活动筋骨、十常四勿、适时进补』的十六字养生秘诀和身体力行的养生实践。笔者试图通过资料分析和逻辑归纳对乾隆养生方法、作用和原理进行分析,揭示其健康长寿的秘诀,以便大家借鉴。

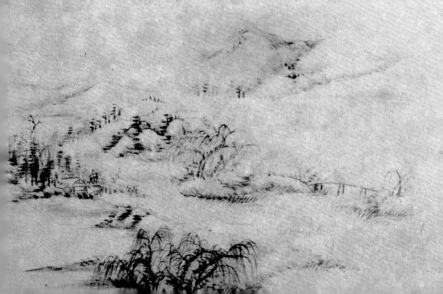

第二章 乾隆的养生实践及科学原理

第一节　吐纳肺腑

做法

黎明时结合打坐或身体练习，做悠、匀、细、缓、伸长的腹式呼吸练习，其实质就是吐故纳新。这是我国劳动人民长期观察动物习性总结出的有效方法。在《诸子》的"龟填床足"中就有这样的记载："南方老人年八十，日夜卧床上。床一足不平，拾砖填之，误拾一龟。老人百岁而死，其子拆床，龟徐步而去。负重二十年，不饮食，不死也。"又如战国时期的文物《行气玉佩铭》就是讲的吐纳行气过程。在《庄子·刻意》、嵇康的《养生论》、陶弘景的《养性延命录》、北宋李昉等的《太平御览》等书籍都有对吐纳记载和对其健身延寿的肯定。

作用

调节自主神经，吐故纳新，按摩内脏，改善呼吸和血液循环机能，增强消化功能，节省能量。

原理

唐代李颐认为"导气令和",吐纳肺腑就是把我们的平和呼吸,调整到悠、缓、细、匀、伸、长的腹式呼吸。这样通过深长的腹式呼吸可使膈肌运动幅度加大,可有效地增加对肝、脾、胃的按摩,促进消化液的分泌,消除肝脏淤血,提高消化功能,并且可以刺激通过腹部的肾经、脾胃经、肝经和任脉,起到补益先天调理后天的作用。另外膈肌伸长的运动,可使其得到较多的锻炼,力量得到加强,平时的呼吸也变得深缓,次数减少,达到机能节省化的目的。深长的腹式呼吸还可以使肺叶下部遗留气体的比例减小,并由于呼吸深度加大,有利于大静脉和心房的扩张,从而加强静脉回流,促进血液循环,起到健身的效果。动物实验和临床经验表明,呼气中枢兴奋性增强时,可扩散到副交感神经,而副交感神经兴奋增强时,又能使远端小动脉舒张,解除其痉挛,从而使血液微循环阻力减小,心率减慢,血压下降。所以,当加长柔缓呼气时,可以有效地改善心血管系统功能。再有呼气时发出不同的声音,可以引起不同经络的谐振,从而起到畅通经络,保健脏腑的作用。我国养生历史上就产生了著名的以吐字练习为主的"六字诀"功法,这种练习对防治不同脏腑的疾病具有一定的效果,直到现在仍广为流传。

第二节
活动筋骨

做法

经常进行健身锻炼,如练武术、狩猎,伸展活动四肢的导引术。

作用

增强体质,改善循环,强健身体,提高抵抗力。

原理

李颐还认为"引体令柔",也就是说,通过肢体的伸展运动,可以使身体变得柔韧而松活。《吕氏春秋·尽数篇》提出"流水不腐,户枢不蠹",清代著名文人颜习斋提出"一身动则一身强,一家动则一家强,一国动则一国强,天下动则天下强"。研究表明:"缺乏运动会使人体:代谢功能下降,身体发胖,糖尿病发病率增加(7倍),高血压、高血脂增加(8倍),心脏病增加(50%)。"而适当的体育锻炼对人体可起到疏通经络、调和气血、增力补钙、消结化淤、强体增智、减脂降压、促进人体吸收营养的作用。这样不仅可以防止运动过少等导致现代文明病的产生,而且可以使身体产生内腓肽,从而使练习者产生愉快的情感体验。当今社会,伏尔泰的"生命在于运动"已变成千百万人的行动指南。

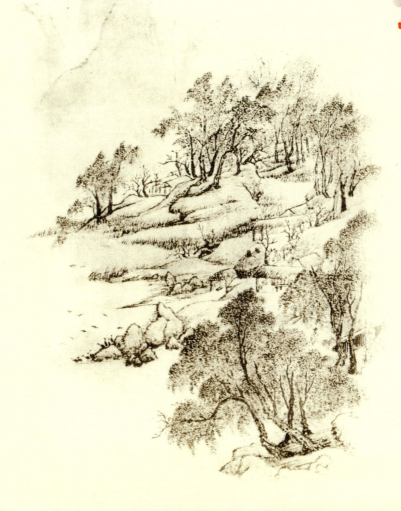

第三节
十个常要

壹 齿常叩

就是上下牙齿轻轻地快速叩击，要求叩击力量适度，叩击轻快自然。牙齿是人体消化系统的第一个器官，是消化食物的门户，食物进入口腔首先要靠牙齿来磨碎，然后进入消化道。牙齿坚固，就可以很容易地将食物搅碎，有利于食物的消化，保护肠胃，从而提高营养素的吸收率，使人健康长寿。而叩齿可以有效地促进齿槽、齿龈和牙周膜内的血液循环，预防龋齿，坚固牙齿。另外还有助于改善练习者的神经功能，延缓衰老。

贰 津常咽

就是将练习中，通过巧搭鹊桥，叩齿、鼓漱、搅海所产生的唾液及时咽下，目的在于保津益气，壮中补元。古人认为唾液是"华池之水"、"琼浆甘露"、"金津玉液"，"舌"旁有"水"才能"活"。明代医学家龚居中指出："津（唾液）即咽下,在心化血,在肝明目,在脾养神,在肺助气,在肾生津,自然百骸调畅,诸病不生。"现代研究发现,唾液中含有淀粉酶、容菌酶、黏液球蛋白、免疫球蛋白、无机盐、碱性离子和多种活性因子。不仅可帮助消化吸收,改善糖代谢,中和胃酸,保护和修复胃黏膜;还有杀菌、解毒、增加免疫力、抗癌,促进组织细胞再生和抗衰老的作用。

叁 耳常弹

就是鸣天鼓和按摩耳部。鸣天鼓就是将两掌置于脑后,两掌掩实耳孔,两中指腹点于玉枕穴附近,将两食指搭在中指上,随呼气,两食指腹叩击玉枕穴。这有助于醒脑宁神,防治耳聋、耳鸣等耳部疾患。另外,两耳有丰富的耳穴和反射区,耳背又有降压和升压沟。通过按摩耳背可以很好地改善内脏的血液循环,调节血压,达到保健身体的目的。

肆 鼻常揉

将两食指腹分别点按迎香穴或鼻通,吸气放松,呼气用力点揉;也可用两拇指背擦摩迎香、鼻通到睛明等穴。这样有助于畅通肺经、大肠经,并可以起到预热和湿润鼻腔,预防寒邪和毒邪(细菌)的侵入犯肺,从而起到预防感冒等呼吸疾病的目的。

伍 睛常运

方法是,将两拇指腹分别点于太阳穴上,两食指成钩状,从攒竹摩运眉毛到丝竹空和从内眼角摩运眼球（闭眼）到外眼角（向内移动时不要摩运），另外再加点四白、睛明、太阳、风池等穴位。其原理就是，改善眼球和眼部周围的血液循环，疏通经络，防治眼疾和提高视力。

陆　面常搓

将两掌搓热后浴面。方法是从承浆、经地仓、过迎香、攒竹到神庭等穴。再从头维、耳门、经颊车等穴回到承浆。要求全掌充分按摩面部，使面部发热。这样可以疏通有关经络，加快血液循环，起到醒脑、明目、养面、美容、降压和抗衰的作用。

柒　足常摩

主要是用拇指腹点揉对侧脚心的涌泉穴，顺逆各36次。因涌泉穴是足少阴肾经的井穴。中医认为：点揉该穴位，可以有效地改善肾系功能。中医认为，肾又是主宰人生、长、壮、老、已的重要脏腑，肾气的充分与否，直接关系到人的健康和寿命。因此，足常摩有利于祛病强身，延年益寿。

捌　腹常施

是指对腹部的摩运（顺逆各36圈）、揉按、捶叩和振抖。这样可以改善腹部脏器的血液循环，加强肠胃的蠕动，促进消化功能的提高；预防腹部肿瘤、肠胃疾病、便秘和腹部脂肪堆积，达到健康长寿的目的。

玖 肢常伸

就是要经常有规律地做一些伸展性的肢体练习。《庄子·刻意》中提到"引体令柔"。即是指，进行伸展性的肢体练习，可以使身体变得柔顺结实。其理论是，1.经络原理告诉我们，十二正经是分布在体表，且都要走四肢，所以伸展四肢可以有效地刺激十二正经，畅通经络，防治疾病。2.中医认为，肝属木、主筋，喜疏泻条达；肝有邪，其气留于两胁。因此，伸展四肢可以有效地畅通肝经，防治肝病。3.现代生理学原理认为，伸展练习可以有效地促进血液循环，使神经、肌肉、骨骼得到锻炼，放松身体，改善局部紧张的现象，延缓衰老的出现。欧洲学者认为："如果说太极拳是给大脑输氧的话，那么伸展运动就是给肌肉输氧。"

拾 肛常提

配合身体运动和呼吸练习，提收和放松肛门，这样可以：1.增加肛门括约肌的力量，有利于排便。促进肛门处静脉回流。2.刺激肛门黏膜，增加黏液的分泌。3.可刺激会阴、长强、足少阴肾经、冲脉、阴跷脉从而起到畅通任督，调和气血，防治痔疮、便血、脱肛月经不调等疾病，还可提升阳气，促进人体新陈代谢。

乾隆的十个常要，简便易行，可操作性强，效果显著。你可以创编成套，系统练习；也可以信手拈来，趁简便做。只要长期坚持，就会达到良好的效果。

第四节 四个勿行

壹 食勿言

进餐时不说或少说话。因为进食时：1.需要胃部血液充足、蠕动加快。2.需要大量的唾液搅拌，这样有利于食物的消化吸收。而进食时讲话较多，思想集中在讲话和听讲上，会使大脑皮层兴奋性增加，脑部供血量增大，减少肠胃的血流量，降低胃液的分泌，影响肠胃的蠕动和食物的消化吸收，如长期反复地发生，会导致胃溃疡、消化不良等疾病，影响健康长寿。

贰 卧勿语

卧床休息时不过多说话。中医认为"久卧伤气"，过多地讲话也会耗伤阴津和元气，两项合一，会对身体造成较大的危害。另外，卧床是为了休息，为了尽快入睡，而过多的讲话会使大脑兴奋性提高，甚至过度，从而导致难以入睡，甚至失眠，影响健康。

叁 饮勿醉

中外学者研究发现，酒是双刃剑，适量饮酒对身体有好处，可活血化淤，延缓动脉硬化，预防心脏病，并可增加生活情趣。但过量饮酒会使人发胖，升高甘油三酯并消耗人体维生素B族，影响人体钙的吸收，还会伤肝，酒精是促癌物质，生过肝炎后继续喝酒的人，比不继续喝酒的人，患肝癌的比率多一倍。研究表明：长期大量的饮酒，使脂肪代谢紊乱，血脂升高，一方面会造成小动脉纤维变性和粥样硬化，使细胞膜严重受损，另一方面会聚集成脂肪球，堵塞股骨头软骨下的微循环，从而使股骨头局部缺血而坏死。此外，酒精的代谢产物会使细胞产生毒性作用，使骨细胞变性坏死，也会导致股骨头坏死。

肆 色勿迷

即是指节欲，指不要过度的性生活。性反射是人类三大反射本能之一，保证着种族的繁衍生息，是人类生活中不可或缺的一部分。研究表明，适当的性生活有助于男女双方的健康、家庭的和谐、生活的美满，从而使人延年益寿。韩国天主教大学的研究证明：精液对防止卵巢肿瘤具有一定的作用。但"水能载舟，也能覆舟"，性生活是把双刃剑，"房劳过度则伤肾"（《黄帝内经》）；"欲不可纵，纵则精竭，精不可竭，竭则真散……故善养生者，必宝其精。精盈则气盛，气盛则神全，神全则身健，身健则病少。"（明·张景岳《类经》）。古代皇帝，有享不尽的荣华富贵，但偏偏短命，其根源在于，后宫佳丽三千，自己可以随心所欲地纵酒淫欲，从而落得精竭气散、早夭的下场。而乾隆重视了这个原则,说明他在思想上已经给自己布下一道防线,这对他的健康长寿大有裨益。

应该指出的是,每个人,由于其经济条件、家庭背景、社会地位的不同,使得生活方式也不尽相同。四个勿行在普通人身上显得不那么重要,在封建帝王身上则是必不可少的,应当引起足够的重视。同样地,当今社会,当您具有一定社会地位、承担一定社会责任、具有优厚生活条件时,也应该给自己定出几条"勿行"的事情。因为,这个时候"最难的不是想做什么就做什么,而是不想做什么,就不做什么",也就是要"有度",中医养生的根就在"节"与"和",以避免由于"太过"导致对身体的伤害。

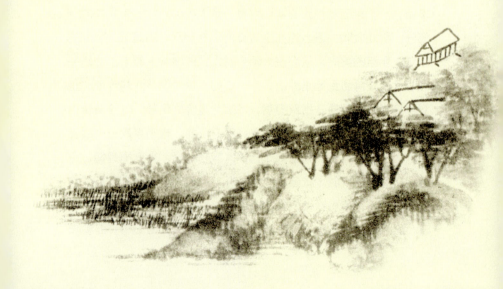

第五节
居饮有节

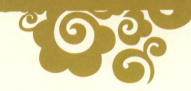

乾隆的起居饮食很有规律。他大约6时起床，洗漱后用早膳。上午处理政务，和大臣们议事，午后游览休息。晚饭后看书习字，作文赋诗，然后就寝。他的膳食以新鲜蔬菜为主，少吃肉类，并且从不过饱，他经常挂在嘴边的话是："事烦心不乱，食少病无侵。"乾隆不喜饮酒，从不抽烟，但喜饮茶。

传统医学认为，人体阴阳气血的变化，随时间的变化而不同。早晨，万物生发，阳气渐盛，适合户外活动，人应该起床；中午，阳气最盛，生命力最旺盛，适合工作、学习和各种活动；然后逐渐下降，到夜晚子时，阳气最虚，阴气最盛，人最需要休息，应当卧床就寝。也就是说，人们生活要有规律，即是所谓的"生物钟"，遵循这个规律，就可健康长寿；破坏了这个规律，就会出现早衰。另外，《黄帝内经》早就强调"食饮有节"，现代医学研究发现："过量饮食会使儿童发育过早。"日本关东大学临床调查发现："约30%~40%的老年痴呆症患者，与其年轻时食量偏多有关。"日本九州大学研究发现："实验性大鼠摄入大量食物后，鼠脑中的酸性纤维母细胞生长因子比实验前增长数万倍，检测发现人进食过饱后也会出现类似的情况。"而该因子可使毛细血管内皮细胞增生细胞和脂肪细胞增殖，促进脑血管动脉粥样硬化，所以是使机体组织细胞衰退的因子。它会使大脑皮质的血氧量减少，脑神经细胞会因缺血、缺氧而退化、坏死，致使大脑早衰，严重危害青少年的智力，只有通过适量限制饮食量，才可以控制酸性纤维母细胞生长因子的生成，延缓大脑的衰老。正是由于乾隆做到了起居规律，饮食有节，才使得他获得极好的养生效果。

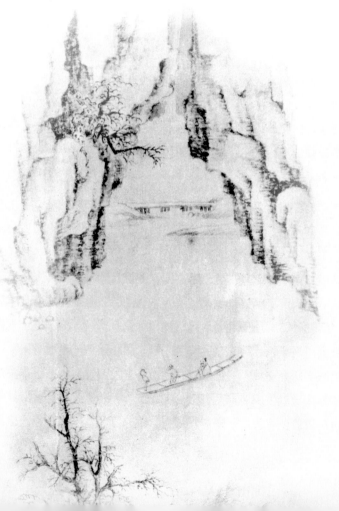

第六节 适时进补

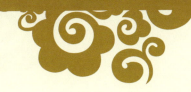

乾隆也注意适时适当的进补。他常服食的补益和增寿药方有6种以上，其中最主要的当属龟龄集和松龄太平春酒。龟龄集以龟龄作方名，取龟鹤长寿之意。他常关心药房中龟龄集的存量，亲自过问制备龟龄集处方和有关事宜。松龄太平春酒则具有益气健脾，养血活络的功效。所用"松龄酒"、"龟龄集"之类，主要由补脾肾、益气血为主的中草药制成，这也是符合医学道理的。补肾可以滋补先天，补脾可以调理后天，肾气强盛，脾胃健运，气血充盈，身体自然强壮。另外，他还经常饮用奶茶和参茶，这也有助于养血补钙，益气延寿。

第七节
习武狩猎

清朝的皇子都要起五更习武学文,乾隆非常喜欢练习武术和外出狩猎,自幼习骑射,当上皇帝后,更以骑射为乐,曾在避暑山庄几次皇家射箭比赛中大显身手。通过习武练功,不仅可以提高武功,增强攻防格斗能力,使其受到中国传统文化的熏陶,还可以增进健康,防治疾病。众多的研究表明,通过武功练习,可以达到强健筋骨、畅通经络、调理气血、协调阴阳、增强脏腑功能,培本固元的目的。

他还喜欢打猎,经常在打理朝政之余,带领随从外出狩猎,尤其每到秋季,就带着王公大臣和皇子皇孙们去牧场打猎,甚至到87岁高龄时还去行围狩猎。因为牧场中植物繁茂,空气新鲜,人们在打猎的过程中,通过挽弓骑射,畅行在大自然中。这样可以充分呼吸新鲜空气,增大吸氧量。同时可以近距离地观赏优美恬静的自然环境,聆听动人的鸟语,嗅到迷人的花香,从而使自己心胸开阔,神清气爽,大脑皮层得到充分的休息,对放松身心大有裨益。

第八节 潇洒巡游

乾隆皇帝还喜欢外出巡游,"乾隆皇帝下江南"的故事,可以说是家喻户晓。他经常长时间地游历在祖国的大江南北、著名山川河流之间,多则数月之久。期间主要有6次南下江南,5次西临五台山和3次东上泰山。通过轻松愉快的观光旅行,他不仅体察了民情,触摸到时代的脉搏,了解到朝政;而且还可充分领略到大自然的风光,从而达到开阔眼界,颐养心情,锻炼意志,增强体质,改善体力,提高健康水平的目的。

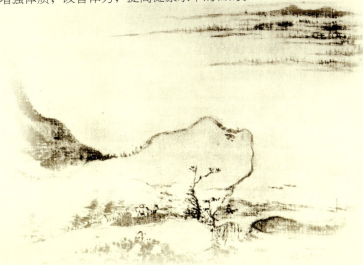

第九节 赋诗作画

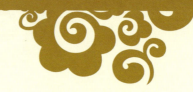

乾隆好读书，善诗文，有很深的文学功底。他一生作文1300多篇，写诗4万余首。他作诗纯粹是为了娱乐，常把写好的诗传给身边的大臣们看。遇到要引用典故时，还会要求大臣们来解释，解释得好他便会发出会心的微笑，感到身心愉悦；如大臣们解释得不尽如人意时，他也不会去责怪他们，而是宽容地教导他们要努力学习和研究。

只要不断地给大脑输入信息，脑细胞就可以不断地得到发育，脑功能也就不断得到增强。资料表明，大脑越用越好用，经常用脑，可以促进脑细胞活动的增多，这有利于建立更多的突触联系，使突触前后膜增厚，接触广泛，储存传递信息的化学物质囊泡变大，使传递信息的能力增强，在此基础上，促进人们形成良好的思维能力、记忆力。另外，人们在用脑时，脑血管内的血流量会大大增加，使大脑血液中获取更多的氧气和营养物质，从而增强了脑功能的活力。美国在70年代初期曾对115个研究机构的1300名科学家作了为期5年的调查研究，得出结论：博学——

专深——广识，脑子越用越灵。在中国古代有许多先圣哲人和著名医家都是在高龄时写下盖世奇文的，孔子68岁起整理《诗经》、《尚书》、《周易》、《春秋》等。唐代医家孙思邈百岁时著《千金翼方》。现代中外也有许多高龄老人担任文史馆员或政治家。乾隆正是通过赋诗，锻炼大脑，抒发情感，愉悦身心，从而延缓大脑的衰老。

　　乾隆还喜书法，写得一手好字，其字圆润道丽，很有功底。每到一处，必要御笔垂青。西湖十景就是由他亲手题的碑。在闲暇时，他还喜欢用习字作画来达到提高自身修养的目的，在这方面他也有很深的造诣，这从故宫、颐和园等名胜古迹中都留有其墨宝来看，不难感受到。一方面，习字作画可以陶冶性情，调节心理，平静情绪。同时，运笔的过程中不仅需要手指、手腕、手臂的协调用力，更需要调匀呼吸，集中思想，意行合一，这样可以达到调整心态、平静情绪、颐养性情的目的。同时经常协调地运用腕指，可有效地刺激大脑皮层，使大脑得到很好的锻炼，达到增智益慧的目的。

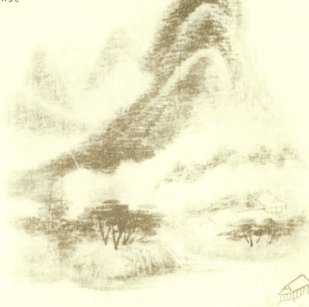

第十节
品茗吟唱

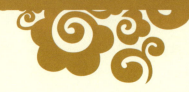

乾隆钟爱饮茶，当大臣们跪地高颂"国不可一日无君"时，他则淡淡一笑道："君不可一日无茶呀！"所以他有个外号叫"茶痴皇帝"。他喝茶是以西山泉水作为御用水的，称其为"天下第一泉"。他常与能诗善文的大臣们一起，品茗观戏，悠闲自在。

喝茶有很多好处。第一，茶叶中含有抗氧自由基，可使人延缓衰老；还含有具有抗癌作用的茶多酚。第二，绿茶里含有氟，氟有什么作用呢？中国古人早就知道，氟有坚固牙齿、消灭蚜虫、杀灭细菌的作用。红楼梦中的贾府和苏东坡，早就采取饭后用茶漱口的方式护牙，而牙齿是消化器官的第一道防线，对提高食物的消化机能有积极的作用，另外还有美容的作用，如果30几岁，牙齿就开始脱落，这样很容易加速衰老。第三，绿茶本身还含有茶甘宁，可提高血管韧性，使之不易破裂。美国哈佛大学对1900名心脏病患者的追踪研究发现，平均每周喝14杯茶的患者，死亡率降低44%，此外喝茶还能降血脂，清热醒神，消除疲劳。

乾隆对音律也很感兴趣，而且自己也能使用乐器。在每年的祭灶日子里，乾隆皇帝还常常自击鼓板，吟唱《访贤曲》。其实在《黄帝内经》中就有音乐对身体的作用的论述，通过歌唱，来抒发感情，陶冶情操。因此，乾隆皇帝品茗吟唱的好习惯，自然对他的健康长寿大有益处。

总之，乾隆不愧为最为成功的养生长寿的实践者之一，他的成功是全方位的，高阳认为"皇帝做到高宗（乾隆）至矣、尽矣"。而这全方位的成功在一定程度上得益于他全方位科学的养生实践，得益于他科学的养生理念，得益于他合理的生活方式。我们总结乾隆的养生经验，并不是要大家去追求和模仿他的生活，而是要从中汲取他养生中有益和科学的经验，从而使我们生活质量更高，对人类贡献更大，养生更加成功。

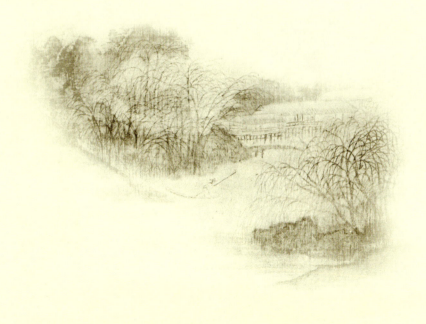

乾隆健身术是在总结上述中华传统健身理论与方法的基础上由笔者创编而成的。

它对我们现代生活有什么作用？如何才能学好、练好？怎样才能获得最佳的养生效果？这确实是摆在我们每个爱好者面前的问题。我们有必要进行深入的探讨，从而既知其然，又知其所以然，使养生活动更加做到有的放矢，获得更好的健身效果。

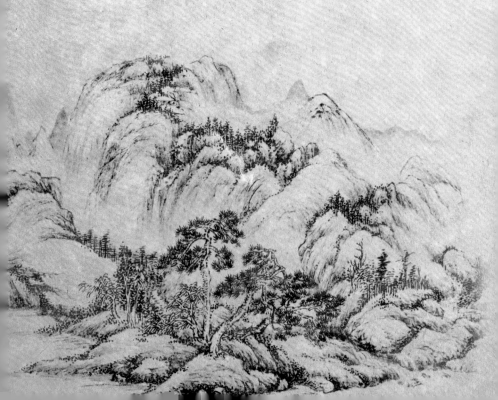

第三章 如何学练乾隆健身术

第一节
乾隆健身术服务现代生活

壹 现代生活的特点

一、健康是人们宝贵的财富

《庄子·杂篇》中有个故事,相传在战国时期,七国争雄,战斗不休,这不仅给人民带来无穷的灾难,也使各国统治者们焦心劳神,寝食不安。当韩、魏两国互相争夺土地,昭喜侯正陷入愁困之中的时候,子华子拜见昭喜侯,对其说:"现在让天下的人在你面前写下誓约:左手夺取它,就剁去左手,右手夺取它就剁去右手,而夺取到誓约则可得到天下。你愿意去夺取吗?"昭喜侯说:"我不愿意。"子华子便开导他说:"很好。这样看来,两只手比天下重要,身体比两只手更重要,而韩国比天下又轻得多,你现在所争的地方,又比韩国轻得多,你又何必为得到它愁伤了身体呢!"听到这里,昭喜侯恍然大悟道:"好哇,劝我的人多啦，可我从来未听过这样的道理！"从庄子的眼中来看，子华子才是真正懂得权衡轻重的人。《黄帝内经·素问·宝命全形论》指出："天地覆载，万物悉备，莫贵于人。人以天地之气生，四时之法成。君王众庶，尽欲全形。"这就是说，世间万物，人最宝贵。人是凭天地之气而生存，顺应四季的变化规律而成长，上至君王，下至民众，都希望有一个健全的身体。世界卫生组织提出"到21世纪人人享有卫生保健"的要求，认为："享受高标准的健康是一种基本人权；健康是社会发展的组成部分；健康是对人类的义务，人人都享有健康的权利。"因此，健康长寿是人类最美好的追求，是社会最宝贵也是我们每个人最需要的权利。

二、现代社会给人们心理带来的影响

1. 新异刺激激增使人们心理压力增大

全球性新技术革命浪潮的冲击，使得社会的发展日新月异。以计算机为主要标志的信息产业对社会生活各个领域的全面介入有力地提示着我们，当今人类社会即将完成工业化的历史使命，正步入工业后社会——信息社会的大门。人们的生活方式以及人类生存的环境都在以空前的速度改变着自己的模式，人与人之间，人类与环境之间的信息交流急剧增加，人们由于对事物进行自主选择的可能性增大而承受着更大的抉择压力。这一切，都必然会给我们生理和心理上带来巨大而深刻的影响。

华盛顿大学医学院霍姆斯教授领导的研究小组发现：生活方式的变化程度越高，随之而来患病的危险程度就越高。这是因为，对刺激的反应是人类主要适应机能之一，但过度和过频的刺激以及反应，则会使身体受伤。无论从生理学还是从心理学的角度来看，人类对于新异信息的接受能力，以及对于环境变化的适应能力都是有限的。而信息社会的剧烈变化，社会环境对人类心理的过度刺激，现代生活的巨大压力等一旦超越了人们所能够接受的限度，便会破坏人们正常的生理、心理活动机制，导致人们做出迅速而正确的反应能力降低，从而损伤人的身体包括生理和心理两个方面。因此，现代社会的迅速发展，一方面给人类带来了巨大的物质和精神文明，同时也给人类带来了许多疾患，尤其是神经衰弱、失眠、乏力等精神疾病。

2. 劳动智能化趋势导致人们精神疲劳

现代社会生产方式的改变，劳动智能化的普及，将使从事信息和脑力劳动的比重大幅度增加。加之，这就要求人们具有丰富的知识，以便掌握精密复杂的技术。在动作技能上则要求灵活、准确和协调地控制生产的过程，快速而正确地判别和处理许多仪表的数据，有时甚至还要屏住呼吸，注意屏幕凝神细看，这些都要求劳动者在生产过程中大脑要高度地、长时间地集中，这种集中要比单纯的肌肉活动对人体的要求更高，更容易使人疲劳，更需要采取有效的方法进行调节，否则的话将极大地影响身心的健康，导致"神经衰弱"等。

3. 竞争加剧和居所改变造成社会关系不协调

由于经济发展的不平衡性、人们观念的改变和物欲的膨胀，导致社会竞争更加剧烈。包括如何找到理想的职业、竞争更好的职位，如何在瞬息万变的商场上占得先机，如何快速变换自己的角色等，导致人与人之间关系复杂，钩心斗角程度加剧，甚至爆发战争等。还有人与人之间的关系日益疏远，如：中年人无暇关爱老人、照顾小孩，甚至连夫妻之间都缺乏沟通。居住条件的改变、家用电器的发展，也使得人们关起门来自成一统，邻里之间形同陌路。这些都会导致人们，特别是中老年人孤独感的产生，出现社会心理疾病，以至于"常回家看看"成为最受人们欢迎的流行歌曲。

三、现代社会对人们生理的危害

1. 自动化和电器化的发展使得人们运动不足

20世纪80年代以来，随着经济和社会的发展变化，人们已经陷入严重运动不足的境地。因为工作、家务、活动和信息传递等日常生活内容都实现了"省力化"，如外出有汽车代步，上楼有自动手扶和升降电梯，做家务有诸多电器和完善的家政服务体系，这些都极大地方便了人们的各种活动。从提高人类生活质量来说，这的确是好事，但从卫生保健的角度来说，则不尽然。例如摄入过多食物的同时，如果运动或劳动的相对过少则会导致肥胖出现。据调查，目前我国大城市成人超重率与肥胖率分别高达30.0%和12.3%，并且存在着低龄化和在大学生中蔓延的趋势。而肥胖会带来心脑血管疾病，以及糖尿病等一系列派生疾病。这说明，在灿烂的物质文明背后，人们的身心健康也受到极大的威胁。

此外，脑力劳动比例的增加，造成了静止保持一种姿势工作的时间极大的延长，这样不仅加重了中枢神经系统的负担，而且导致身体严重缺乏运动，从而出现"不动性萎缩"、"新陈代谢低下"、"适应能力降低"、"肌肉减退"等症状。

2. 分工过细带给人们局部负担过重

社会越是向前发展，生产力水平越高，人们的分工就越细，对提高技术水平、发展生产力就越有利。但这又导致了在工作中，人们必须重复千百次同样的动作，必须长时间保持同样的姿势，动用同侧或同组肌群，这必然造成人体局部负担过重，罹患各种职业病。如大学生长期伏案学习、研究、上网和做实验等，很容易在中年以后出现颈椎、腰椎、背部和消化系统疾病，以及视力衰退、精神不振等症状，影响生活质量和工作效率。

3. 环境污染引发多种疾病

由于生产力的不断发展，规模的不断扩大，如基础设施的大量建设、矿藏的掠夺性开发、化学产品的生产，以及相关管理政策的滞后、人们环保意识的淡薄，使得环境遭到了前所未有破坏。包括核废料、工业废料、扬尘、水污染、噪声和照明等，加之食物中含有大量的添加剂和激素，这些都将或已经给人们带来无数的疾病，包括癌症的低龄化。

4. 生活方式不合理促使人们早衰

科学统计告诉我们，按照人的生长期计算，人的寿命应该在100～175岁之间，公认的人类正常寿命应该是120岁，但目前绝大部分人并没有活到这个岁数。目前我国公民的平均寿命只略高于71岁，世界上平均寿命最高的是日本妇女平均高于87岁。为什么没有达到正常寿命呢？我国古人早就给出了答案，《黄帝内经》中指出："上古之人，其知道者，法于阴阳，和于术数，食饮有节，起居有常，不妄作劳，故能形与神俱，而尽终其天年，度百岁乃去。"就是说，要懂得养生之道，按自然界变化的规律生活，要适当地运动，生活要有规律，不要酒色过度等。这和国际上的维多利亚宣言"平衡膳食，有氧运动，心理调摄"如出一辙。而当今社会人们由于健康观念的淡薄，导致人们暴饮暴食或偏食，少或乱运动，心理承受能力差等现象出现，使人40～50岁就出现早衰现象。

四、现代社会中老年人身心特点

由于现代社会有上述特点，使得现代社会中老年人具有如下身心特点。乾隆健身术是适合中老年人身心特点的自我保健练习，所以了解现代社会中老年人身心特点，对我们提高乾隆健身术的锻炼效果非常有益。

1. 神经系统： （1）记忆衰退。由于脑细胞衰亡、健康状况下降、情绪紧张、社会环境变化等原因，使得中老年人记忆在初期较好，老年以后明显减弱，表现为：再认功能保持较好，回忆活动减退较明显；意义记忆完好，机械记忆不如年轻人；在规定时间内的速度记忆衰退。（2）智力逐渐减退。但中年期变化不大，表现在后天智力（亦称"晶态智力"）易于保持，先天智力（亦称"液态智力"）会随生理功能的衰退而减退。（3）思维效能减退，概念形成所需的时间比年轻人长，且更困难；思维过程中难以综合分析已知的条件，并且在搜索和保持与问题有关的知识时出现困难，这样就直接影响了策略的选择；创造性思维和逻辑思维，有所下降。（4）抑制和兴奋过程的平衡改变，内抑制较强，表现在难以形成的运动协调、动作的准确和灵活性变差。

2. 心血管系统：中老年人，随年龄增加，其心血管系统会产生一系列的衰退（见本章第三节）。

3. 呼吸系统：骨骼、韧带和胸肌急剧萎缩、硬化。胸廓处于呼气状态，肺器官弹性下降，肺活量下降，容易患各种呼吸系统疾病。

4. 运动系统：肌肉韧带方面，弹性较差，身体承受的运动强度和负荷不当，则会使肌纤维和韧带断裂。骨骼方面，关节腔变窄，骨骼中无机含量增高、弹性变差，骨组织变松散、变脆，易发生骨折和骨裂。

5. 消化系统：胃黏膜变薄，肌纤维弹性减弱；胃酸及消化酶分泌减少，消化功能减弱，引起消化不良，肠胃蠕动减弱，容易出现便秘。

6. 其他：基础代谢下降，体内能量消耗减慢，易发胖。肾和膀胱的储备能力下降，出现尿频或夜尿。细胞的再生能力、免疫力开始下降。内分泌腺，尤其是性腺功能下降。皮肤和眼球晶体逐渐失去弹性，出现皱纹、老花眼。妇女还会出现一系列更年期综合征。

此外还出现：心脏病30.5%，高血压26.2%，各种胃病22.9%，慢性肝炎11.2%，慢性支气管炎10.8%等，同时还伴有身疲乏力、头痛、头晕、失眠、精神紧张、食欲缺乏、性功能减退、嗜睡等疲劳综合征。

综上所述，现代社会为人们带来物质文明的同时，也给人们带来了诸多的健康隐患，这是需要我们，尤其是中老年人需要注意的问题。

贰 现代社会对健身理论与手段的要求

一、世界卫生组织对健康的定义

人们往往认为，身体没有病，就是健康，其实不然，在新的社会条件下，越来越多的医学专家意识到：疾病不一定产生于如细菌或病毒等特定的单一动因，而是由包括人体周围环境特性在内的许多因素造成的。人应被看做是整个自然体系中的一部分，其健康状况同时取决于许多难以把握的外部因素，仅指一个人不为身体的疾病所困扰的传统的健康概念已经过时。因此，世界卫生组织（WHO）对于健康给出的新的定义是："健康，不只是身体上的良好，而且还包括精神的以及社会的安宁状态（well-being）。"这一全新的定义使人们对疾患的认识产生了质的改变，进而使得人们追求健康的目标发生了变化，并且对健身的理论与手段提出了更加全面的要求。

二、现代社会对健身理论与手段的要求

由于不良的生活方式和行为，恶化的自然环境，以及高快的工作节奏，造成了人们超强的身心负担，引起了如肥胖、心脑血管疾病、恶性肿瘤、糖尿病、神经衰弱和身心长期处于亚健康状态等一系列文明病的滋生。针对上述疾病的挑战，人们对健身的

理论与手段提出了更全面的要求,即:

● 现代社会的健身理论与方法不仅要作用于生物的人,还要作用于精神和社会的人。

● 现代社会的健身理论与方法应该继承和动员人类文明的一切财富和手段。

● 现代社会的健身理论与方法应该力求适应于现代人类生活的特点。

在这样的背景下,中华传统健身术以其深厚的哲学基础、广泛的群众实践、明显的健身效果,越来越多地受到现代社会的重视,在现代社会生活中发挥着越来越重要的作用。乾隆健身术正是依据这样的要求创编而成的,因此,它非常适合现代社会人们生活的需要。

三、乾隆健身术所能解决的实际问题

乾隆健身术是在研究了中国传统健身理论与方法,吸收了现代医学、运动学知识的基础上创编而成的。而且适合现代生活特点,在第一章中我们已论述了乾隆健身术具有:集中思想、平调呼吸;展体热身、除惰促联;畅通经络、宣导气血;平衡阴阳、协调脏腑;减脂降压、消结化淤;增力补钙、益智延寿的功能。在下面一节我们还要介绍其在实践科学生活方式中的作用。因此,乾隆健身术符合现代社会对健身理论与手段的要求,可以有效地防止现代社会给人们身心带来的危害,延缓人们的衰老,使人健康长寿。此处不再赘述。

第二节
乾隆健身术是实践科学生活方式的桥梁

产生于远古先圣帝尧时期的中华传统体育养生，其历史悠久，源远流长。数千年来，由于道家、儒家、释家、医家、武术等各家各派的深入研究和积极实践，其理论体系日臻完善，功法套路不断丰富，发展到今天集健身、防病和养生于一体的中华传统养生文化体系，包括导引、太极、自我按摩术和气功等。它不仅为中华民族的繁衍生息作出了重要的贡献，也为世界医疗体育的产生和发展留下了浓墨重彩的一笔。从而吸引着海内外众多的专家、学者和爱好者学在其中，练在其中，养在其中，乐在其中。

资料表明，关于包括乾隆健身术在内的传统体育养生，在改善人体生理、神经机能，提高人体健康水平方面的研究时有报道，但其功能和作用远不是健体强身可以涵盖的，它的作用已经直接渗透到练习者的日常生活，对练习者的生理、心理和对社会的态度起到重要的作用。这正是当今社会人们渴望的状态。世界卫生组织对健康的定义也不仅仅只限于身体上的良好，而且还包括精神的以及社会的安宁状态（wellbeing）。说明以内外结合、身心结合、人社和谐、养练结合为宗旨，以整体调摄为核心的乾隆健身术可以帮助人们走向健康、安宁、和谐、快乐的生活之路，而这种生活之路的前提就是要建立科学的生活方式。

壹 科学生活方式及其作用

一、科学的生活方式

在20世纪末，有一个名词悄悄地出现，并逐渐成为热门话题，那就是"生活方式疾病"。它是指：肥胖、亚健康状况、心脑血管病、肿瘤、糖尿病和神经系统等一系列疾病，又称为"文明病"。它是由于人们生活方式不健康造成的，正在或已经威胁着人们的健康和生命。

生活是指"人的各种活动"，方式是指"手段和途径"（《辞海》）。所以，生活方式就是指："人们从事各种活动的手段和途径。"生活方式在我们健康和寿命中占的比例是多大呢？俄罗斯科学家调查发现，只有15%取决于医学和药物，85%取决于人的生活方式。世界卫生组织关于健康和寿命因素的比例划分为："生活方式占60%，遗传因素占15%，社会因素占10%，医疗占8%，气候占7%。"所以生活方式是当今社会人们健康长寿的重要因素，遵循它生活质量就高，就能健康长寿；反之则会罹患疾病、出现早衰，生活质量受到严重的影响。

什么是科学的生活方式？世界卫生组织在总结了世界预防医学的最新成果后，于1992年提出了著名的"维多利亚宣言"："合理膳食、适量运动、戒烟限酒、心理平衡"是健康的四大基石。上述16个字是对当前科学生活方式最贴切的描述。

二、科学生活方式的作用

众所周知,在世界范围内,心脑血管和肿瘤等疾病是当今社会人们健康的第一大杀手。据最近对北京、上海24万自然人口调查发现,我国高血压患病率呈持续上升趋势。而通过对北京、南京、宁波300余例15~39岁死亡者尸解发现:北京组冠状动脉硬化者已占75.2%,是南方人的4倍。另一项调查也表明,在20世纪50年代心脑血管病和癌症只占死因的17.3%,各种传染病则占死因的一半以上;到20世纪80年代,非传染性疾病已严重地威胁着我们的健康和生命,上述三项疾病占死因的63.5%;到2000年北京和西安又分别提高到64.57%和67.73%……这表明我国人群动脉粥样硬化发病率增高,发病年龄逐渐年轻化,已接近高发国家水平。世界卫生组织的研究发现:"健康(科学)的生活方式能使高血压病减少55%,脑卒中减少75%,糖尿病减少50%,肿瘤减少三分之一,平均寿命延长10年以上。"显然尽快改变不良的生活方式,建立科学的生活方式是非常必要的。

贰 乾隆健身术和科学生活方式的关系

一、科学生活方式和中医养生的关系

早在成书于2000年以前的《黄帝内经·素问·上古天真论》中就提到:"上古之人,其知道者,法于阴阳,和于术数,饮食有节,起居有常,不妄作劳,故能形与神俱,而尽终其天年,度百岁乃去。今时之人不然也;以酒为浆,以妄为常,醉以入房,以欲竭其精，以耗散其真，不知持满，不时御神，务快其心，逆于生乐，起居无节，故半百而衰也。"这就是说，中国古人早就懂得科学生活方式的重要性和不良生活方式给人们健康和寿命带来的危害；并通过实践科学的生活方式获得健康长寿的良好效果。中医养生理论与方法包括调养精神、调理饮食、起居有常、适应环境、运动躯体、房事调摄、劳逸适度和药食并举等。这不仅包括了当今世界卫生组织提出的科学生活方式，即16字的四项内容，而且比其更加全面和详细，见（图3-1）。这说明中医养生不仅具有重要的历史作用，而且具有积极的现实意义和深远的历史意义。也就是说通过中医养生的实践，可以建立科学的生活方式。

科学生活方式和中医养生的关系

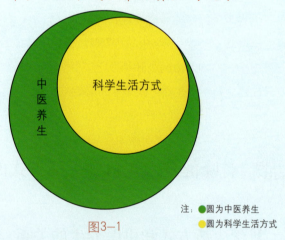

图3-1

注：● 圆为中医养生
● 圆为科学生活方式

二、乾隆健身术和中医养生的关系

毛泽东同志在《体育之研究》中指出"体育者，养生之道也"[①]。乾隆健身术属于中华传统健身术，而中华传统健身术和

---

① 二十八画生，《体育之研究》，《新青年》第三卷2号，1917年4月。

中医养生又有着千丝万缕的联系。从它的起源、发展、手段、方法、目的和作用来看，它就是起源最早的古代体育，并且它与中医养生是紧密相连的。其理由为：1.传统体育养生家有的还是著名中医。如华佗、葛洪、陶弘景、巢元方、孙思邈等。2.中华传统养生提倡未病先防，主张不治已病治未病，《黄帝内经·四气调神大论》指出："是故圣人不治已病治未病，不治已乱治未乱，此之谓也。夫病已成而后药之，乱已成而后治之，譬犹渴而穿井，斗而铸锥，不亦晚乎？"而治未病的主要手段则是遵照《吕氏春秋·尽数篇》中提到的"流水不腐，户枢不蠹，动也"，以及华佗的"动摇则谷气得消，血脉流通，病不得生"等理论为主而产生的传统体育养生。3.从古今文献上看，传统体育养生和中华传统养生或者同时出现，如马王堆出土的文物，既有《导引图》又有《养生方》。或者同刊载在一本书内，如《云笈七签》、《遵生八卷》、《万寿仙书》等。或者干脆冠以养生法名称，如《孙真人养生法》、《导引养生法》、《养生体育》等传统体育养生。4.从功法理论来看，大都包括中医养生的内容，并且其手段是调身、调息、调神的整体锻炼，其目的就是保养精、气、神，追求长生的。5.在各种版本的中医和中医养生学教材中，传统体育养生被列为中医养生的最主要的方法之一，在《黄帝内经·上古天真论》中提到的"和于术数"就是指当今的传统体育养生练习。因此，传统体育养生是中医养生的一个不可或缺的部分，通过学练传统体育养生术，可以很好地实践中医养生，为建立科学的生活方式打下基础，而乾隆健身术是传统体育养生术的一个部分（图3-2），所以练习乾隆健身术也同样可以达到这个目的。

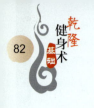

乾隆健身术和中医养生的关系

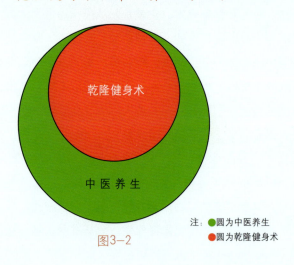

注：●圆为中医养生
●圆为乾隆健身术

图3-2

三、乾隆健身术和科学生活方式的关系

乾隆健身术和科学生活方式的关系非常密切（图3-3），有间接的、直接的，还有直接和间接相结合的。其中，直接部分就是，乾隆健身术的身体练习，即遵循古代导引术的"熊经鸟伸"之势、"动而有节"的准则，和练习中注重调神和科学生活方式中的适量运动、心理调节等内容是如出一辙的；间接部分则是，乾隆健身术强调练习与养生相结合，强调饮食有节、趋利避害等，这部分也是乾隆健身术的重要内容，是其精华所在，这是通过中医养生与科学生活方式的合理膳食、戒烟限酒等间接地相关。还有部分是直接和间接共同存在的，如乾隆健身术的养神、陶冶情操等，和科学生活方式中的心理平衡也是密切相关的。还有，乾隆健生术完全遵循中医的养生原则、内容和方法，又有超出科学生活方式的部分，如房事有节、不妄作劳等。所以说，乾

隆健身术和科学生活方式的关系是，联系紧密，稍有区别。

乾隆健身术和科学生活方式的关系

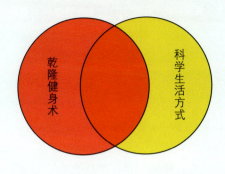

注：● 圆为乾隆健身术
　　● 圆为科学生活方式

图3-3

叁　乾隆健身术在实践科学生活方式中的作用

一、乾隆健身术练习是科学生活方式的一部分

乾隆健身术是以熊经鸟伸的身体运动，吹呴呼吸的调息练习和似守非守、绵绵若存的意念活动为基本手段的自我锻炼。其基本原理就是"流水不腐，户枢不蠹"，"一身动则一身强，一家动则一家强，一国动则一国强，天下动则天下强"和"养身莫善于习动"（清·颜习斋《言行录》）。其基本目的是"导气令和，引体令柔"（《庄子·刻意》）。基本特点就是"动中有静，动静结合"。基本要求就是"劳不使极"，"但觉极当息，息复为之"，"人体欲得劳动，但不使极耳。动摇则谷气得消，

表3-1：乾隆健身术和有氧代谢手段、特征和功能之比较

类型	手段	心理特征	姿势特征	运动特征	力学特征	强度特征	功能
有氧运动	身体运动	偏向外露	姿势随意	线型运动	用力多变 重心变化幅度大	55%-70%	增强心肺功能和机体代谢能力
乾隆健身术	意气形	重视内敛	中正安舒	缠绕圆匀	均匀柔和 重心变化幅度小	45%-70%	通经活血 调理脏腑和神智

（参考田麦久、徐伟军、胡晓飞等《论中华绵缓健身运动》）

血脉流通，病不得生，譬犹户枢，不朽是也"（《三国志·华佗传》）。其运动强度和运动量的评价标准就是"微微出汗而不喘"，使得其具有运动强度适宜，节奏柔缓等符合现代有氧运动的特点。实践证明，人们通过练习乾隆健身术，可以达到提高身体素质，增强内脏机能，放松身心、消除脂肪的作用。加之练习时，要求人们排除杂念，平静情绪，意识引导动作，并与悠、匀、细、缓的腹式呼吸相配合，这比之现代风靡全球的有氧运动在手段、特征和功能方面有许多相同的地方，但也有其独特的功能（见表3-1）。可见乾隆健身术注重适量运动的原则，其本身就是科学生活方式的一部分——适量运动，并且由于它是讲究整体调摄，内外兼修的练习，故其在改善人体身心健康方面又有其独特的功能，这在当今缺乏运动的现代化生活中具有非常重要的意义。

二、乾隆健身术可以使人心理平衡

其一 乾隆健身术的练习包括用意的调心练习，要求练习者在练习时思想集中、大脑净化、情绪平静、排除杂念，这样

就可以避免各种不良刺激的干扰，使人心情愉悦、心理平衡，对不良情绪的控制能力增强。

其二 乾隆健身术的呼吸强调以膈肌蠕动为主的细、匀、深、长的腹式呼吸，尤其是加长柔缓呼气的方法，除可以有效地改善内脏机能，防治如消化不良、胃溃疡等某些慢性疾病外，还可以使中枢和自主神经得到改善，使人心率减缓、血压下降、大脑平静、心理平衡。因为，动物实验和临床观察证明，"呼气中枢兴奋增强时，可扩散到副交感神经，副交感神经兴奋增强，能使周围小动脉舒张，解除痉挛，阻力减小，心率减缓，血压下降"。

其三 乾隆健身术的理论是建立在中国传统的道家、儒家、释家、医家和武术文化基础之上的，它重视天人合一、人社合一、身心合一、中庸之道、阴阳平衡，认为"七情"太过会伤及"五脏"，讲究"恬淡虚无、精神内守"，并贯穿于整个功法的运动结构（前后、左右对称）、运动轨迹（势运圆道）、运动速度（缓慢均匀）、运动强度（微微出汗而不喘）、运动量（动勿过极）和其他所有的运动形式，使我们在学练中自然受到其思想的熏陶，从而起到调养心神、平衡心理的作用。这对于改变当前社会，人们心态浮躁、物欲横流的现象具有积极的作用。在"9·11"事件之初，远在瑞典的学生给我发来E-mail，他问我："世界为什么变成这样了，怎么办才好呢？"我回答他说："先把拉登抓起来，大家再坐下来读读'孔夫子'。"这虽然是一句玩笑话，但我确实想表达的意思就是想说明，以"中庸"为核心的儒教思想对心理平衡很有帮助。在生活中不好高骛远、知足常乐，遇事不争强斗狠、不走极端，自然会达到天下太平、人类和平。

其四 乾隆健身术和中国传统文化相结合,注重道德修养,讲究"慎独"。这可以陶冶练习者的情操,自然心胸坦荡,视野开阔。此外,每天随着音乐集体练习,练习前后大家聊聊共同关心的话题,也能为练习者的思想交流提供平台,使自己与社会、他人的关系更加融洽,从而使自己心情愉快、心理平衡。

三、乾隆健身术是引导人们走向科学生活方式的桥梁

中国的传统健身术自产生以来,历来就不乏道家、儒家、释家、医家、武术家和养生家的参与,这不仅使其在功法上日臻完善,功理上更加科学,而且还使其饱蘸了中国传统文化,其中最为突出的是紧密结合了中医养生理论。这样,通过练习你不仅可以达到强身健体的目的,还可以得到大量练习以外的益处。

1. 乾隆健身术帮助我们建立养生思想

传统健身术历来强调养生实践,《庄子·刻意》中不仅提到"吹呴呼吸"、"熊经鸟伸"的导引练习方法,而且提到"养形之人"、"彭祖寿考"。《黄帝内经·素问·上古天真论》的"法于阴阳,和于术数,饮食有节,起居有常,不妄作劳,故能形与神俱,尽终其天年,度百岁乃去"的论述,无不是把功法练习和养生长寿联系在一起。在功法编排中,也是力求和中医养生紧密联系,重视应用调理后天(意守丹田)、补益先天(以腰为轴)的动作;在动作造型上注意模仿鹤、龟等长寿动物;在功法名称上更是紧密结合养生长寿文化,如大量地出现鹤、鹿、龟、寿、还童和延年等养生长寿的词语,包括"延年益寿法"、"摩运寿眉"、"白鹤亮翅"、"神龟服气"等,乾隆健身术在动作

的设计上，也是尽量与医理和养生长寿理念相结合，且每个名称都和练习的养生健身功效紧密相连，和中医养生的原理紧密相连；使得练习者在学练功法的同时，自然会大量地接受养生长寿方面的理论，从而潜移默化地掌握这方面的知识，建立科学生活方式的理念，树立长寿信心。

2. 乾隆健身术引导人们学习养生知识

日本著名学者中岛宏博士指出："许多人不是死于疾病，而是死于无知。"所以，要使自己健康长寿就必须懂得养生知识，也就是说要掌握科学的保健和锻炼知识。

俗话说"兴趣是成功之母"，乾隆健身术目的重点不在练习本身，而在健康长寿，是为养生服务的。在命名时借助了乾隆这位历史上养生实践非常成功的帝王，使得人们在学练功法时，不会只是关心技术，而会更多关注学习和积累养生保健知识，探究乾隆养生的成功经验和体会，从而使其健身练习更加科学、合理和有效；反过来，由于你掌握了养生知识，知道锻炼的重要性，学到了更有效的锻炼方法，练习的积极性就会更高，练习的效果也会更好，从而达到良性循环的目的。另外，乾隆健身术还包括养生长寿知识，功法原理等方面的内容，这是现代西方健身锻炼所没有的，这就给广大的乾隆健身术爱好者学习科学的养生保健知识提供了条件。

3. 乾隆健身术要求人们达到"三个合一"

这是指天人合一、人社合一和身心合一。中华传统健身术的理论重视这个观点，乾隆健身术的练习也要遵循这个观点。

"天人合一"，认为健身养生不能只着眼于人的自身，要把人的自身生存和发展与整个宇宙运转联系在一起，把人放在大环境之中，与天地运转相应和。《黄帝内经》中说："阴阳四时者，万物之终始也，死生之本也。逆之，则灾害生；从之，则苛疾不起。""处天地之和，从八风之理。""和于阴阳，调于四时，游于天地之间，视听八达之外。"《周易·文言》"先天而天弗违，后天而奉天时"等都是主张要根据自然规律去引导、开发、调整自身，努力适应自然环境、四季变化，使人与自然充分和谐，进而对确立环保意识，改善生活和工作环境，提高健康水平有利。

"人社合一"，认为人是社会的人，注重人与人之间关系的调整。而通过共同练习，交流技艺和心得，可以改善练习者的社会心理，使人与人、人与社会的关系得到融洽。另外，中国养生文化中重视"中庸"、"养性"，讲究"中和"、"恬淡虚无"、"精神内守"，注重道德品质修养的思想，可陶冶练习者的道德情操，遇事不争强斗狠，不走极端，从而更加融洽自己与社会、他人的关系，达到"人社合一"的目的。

"身心合一"，认为"神形兼备"、"神与形俱"，讲究"形神共养"。这里的"形"是指人的形体，包括皮肉筋骨脉络脏腑以及充盈其间的气血；"神"是指人的生命力的能力表现，包括现代心理学的认知、思维和情志等。《黄帝内经》中指出"形为神所依，神者形所根"，认为人的形体决定人的精神，人的精神又依赖于人的形体。事实上，由于人在中年、老年时，体质状况不同，而决定人在白天和夜晚的睡眠程度是不同的。这说明人的身体状况决定人的精神状况。而人的精神活动特别是情志活动，从来都与人的呼吸、消化、循环、内分泌等系统密切相关。资料表明："丧偶者，由于情绪紧张，使血脂、血糖及血中儿茶酚胺水平升高，从而诱发冠心病的发生"（导引养生法解说）。

所以乾隆健身术重视养练结合，动静结合，来达到"身心合一"、"形神共养"的目的。上述三点也是传统体育养生独特的功能。

4. 乾隆健身术有助于"戒烟限酒"和"平衡膳食"

进行乾隆健身术锻炼的人，因为是从健康长寿出发，所以对自己的养生行为特别注意。而对自己的身体健康状况重视后，你不仅可树立养生理念、获得养生知识，还会自觉地去进行养生实践。包括调养精神、调节饮食、起居有常、劳逸适度、食药并举、房事有节、戒烟少酒、趋利避害和涵养道德等，乾隆也有"饮勿醉"的信条。往往会有练习者这么说："我是养生之人还能抽烟酗酒？"也就是说更注重严格要求自己了。这无疑可以帮助我们养成良好的养生习惯，从而有利于健康长寿。但这里有个度的问题要把握好，不能因为练习了乾隆健身术就高人一等，进行乾隆健身术练习的目的还是要使我们过正常人的生活，自然地融入社会，使自己更好地享受生活，而不是使自己不食人间烟火，否则社会心理就有问题。

古人讲"练功求道"，综合上述研究发现对于乾隆健身术的练习者来说，在当今社会我们要追求的就是养生之道，就是科学的生活方式，就是健康长寿。应该指出，实践科学的生活方式，有很多途径可循，所谓"条条道路通罗马"正是这个道理。乾隆健身术所做的只是给我们实践科学的生活方式提供了一条更为自然、科学的方法，希望你去实践、去体会、去享受。

第三节 应注意享受乾隆健身术的实践过程

在进行乾隆健身术教学的时候，总是有人问我："老师，我有ＸＸＸ病，练乾隆健身术能治好我的病吗？""我想在一个月内练好功夫，应该怎么练呀？""昨天我有事没练习，要不要紧？""是不是'子时'练习比较好？""今天外面风大，又很冷，可以在室内练习吗？"对于上述问题我的回答分别是："有帮助"，"不知道"，"不要紧"，"不见得"，"可以"。这看似简单的问答，实际上道出了乾隆健身术的一个重要课题——"练习乾隆健身术的目的是什么？"因为，有些人总想一练习病就好了，有的则是总想练出个"什么"来，还有的认为只有"劳其筋骨，苦其心志"才可练出真功夫。但实际情况却不然，许多抱着这样那样想法的练习者，往往达不到目的，有的甚至出现偏差。那什么是我们练习的真正目的？从多年的传统健身术练习、教学和研究中，笔者体会到——享受乾隆健身术练习的过程才是我们的主要目的。

壹 享受练习是乾隆健身术的主要目的

一、古代传统健身术的目的是健身

从传统健身术的起源和发展来看，它起源于远古氏族社会的"大舞"。虽然最初是以防治关节和消化疾病的祛病导引形式出现的，但随着社会的不断进步和医疗技术的不断发展，加之受《黄帝内经》"治未病"思想的影响，其治病功能逐渐退让给了健身强体，"到汉代华佗创编了套路式形式的《五禽戏》，便宣布了以健身防病功能为主的健身术的诞生"。其后《八段锦》和《易筋经》的出现，更是以保健、防病、强健筋骨为目的。故从传统健身术的起源和发展来看，其目的并不是为获得如开天目、通周天、产生特异功能等特殊效益。

乾隆健身术属传统健身术的范畴，它继承了传统健身术的基本思想、理论和方法。所以，乾隆健身术的主要功能也是为了保健、防病和强健筋骨。

二、现代社会需要享受健身锻炼

休闲体育是指："在工作、学习之余开展的群众性体育活动，它作为余暇生活的重要组成部分，可以不拘形式地通过参加各种身体活动，在充满欢悦和谐的气氛中，达到促进健康，恢复体力，调节心理，陶冶情操，激发生活热情，培养高尚品格，满足精神追求及享受人生乐趣等目的。"研究表明，休闲体育的社会基础是："1.社会经济发展水平的提高。2.人们余暇时间的增多。3.人们生活意识的增强。"①从经济发展上看,目前我国居民的恩格尔系数(食物支出金额/总支出金额)是47.7%,而且随着经济的发展,社会和私人财富的积累,其系数也会随之下降。专家认为:"当恩格尔系数在65%时,开始有娱乐消遣性消费;而当它减少到50%以下时,这种消费将呈现稳定的持续性增长。"从余暇时间来看,进入20世纪80年代以来,人们每周的余暇时间正以每年0.8小时的数量递增。到目前已达到30小时/周。"自由时间的充裕是人类进步的主要标志,自由时间的利用程度和利用方式是衡量人们生活质量的新的尺度。"进入21世纪已进入到休闲体育时代,对健康和提高生活质量的要求与日俱增。这需要我们开发、利用和享受传统健身术的休闲功能,使其适应时代的发展,更好地服务于人类,这对乾隆健身术同样如此。

三、只有享受养生的人才能健康长寿

历史上曾有许多帝王将相、江湖术士,如秦始皇、汉武帝等,毕一生精力,倾万贯家财,去追求虚无缥缈、长生不老之仙方,但无一不以失败而告终。倒是那些按自然规律办事,重视享受养生健身过程的先人们,收到很好的效果。如汉代的医家、导引家华佗,他尊崇"流水不腐,户枢不蠹"的法则,崇尚"吹嘘呼吸,熊经鸟伸"的形体导引,结果"百岁尤有壮容"。 唐代的医家、养生家孙思邈,他被尊称为"药圣"。他重视自我按摩、调理脏腑和伸展肢体的自我导引。所以他身体健康,享年101岁,到100岁时还完成了不朽的医学巨著《千金翼方》。在皇家有清代皇帝乾隆,他讲究"吐纳肺腑、活动筋骨、十常四勿、适时进补"的十六字养生信条,注重享受养生过程,结果享年89

① 胡晓华、刘华平等《21世纪的中国休闲体育》,《山东体育科技》,1999年12月.

岁，为帝王中的寿魁；他还成就了康乾盛世，充分享受着事业的成功和人生的快乐，是成功养生的典范。因此只有科学合理地养生，重视享受健身过程，才能收获理想的果实。

四、老年人的需求就应该是享受美好的夕阳时光

目前参加传统健身的人中老年人居多，孔子在2000年前就提出了"老年人养生，戒之在得"的养生原则，即老年人要摒除那些不切实际、虚无缥缈的企求和幻想，而要脚踏实地享受快乐的健身时刻和美好的生活时光。因为人到中年，生理、心理等各方面逐渐衰退，如记忆、智力、思维、呼吸、消化、运动等系统方面的衰退和产生，进而罹患各种疾病，尤其在心血管系统方面（见图3-4）。

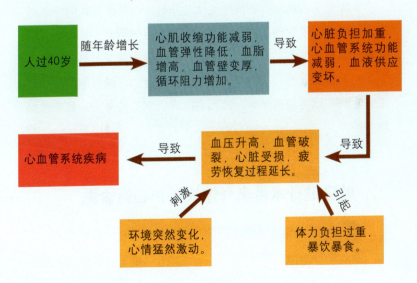

图3-4

因此，老年人的体力和精力不允许我们再发扬拼搏精神，遇事不要锱铢必究、争强好胜，否则易患心血管、神经等系统的疾病。另外，老年人为国家、社会和家庭操劳一辈子，也该享受美好的夕阳生活，没必要再去劳其筋骨、苦其心志，修得正果。再者，老年人只要享受了健身时光，就会使自己健康、愉快，生活质量得到提高，为国家、社会和家庭减轻负担，融洽社会和家庭关系，从而改善社会心理。

贰　乾隆健身术提供了享受锻炼和生活的物质条件

一、乾隆健身术可以使我们身体健康

乾隆健身术是以中华传统文化为基础，以熊经鸟伸的身体运动，以吹呴呼吸的调息练习和似守非守、绵绵若存、一念排万念的意念活动为基本手段的自我锻炼。所以乾隆健身术可以提高中老年人的身体素质，增强内脏机能，放松身心，消除脂肪，缓解某些疾病，增进健康水平，进而可以提供享受健身锻炼和生活的物质条件。

二、乾隆健身术带来身体放松和心情愉悦

其一　乾隆健身术要求练习者在练习时，思想集中、净化大脑、平静情绪、排除杂念，这样就可以避免各种不良刺激的

干扰，使人大脑皮层放松、心情愉悦，心理平衡。

其二 乾隆健身术要求的腹式呼吸，尤其是加长柔缓呼气的方法，可使心率减缓，血压下降。动物实验和临床观察证明："呼气中枢兴奋增强时，可扩散到副交感神经，副交感神经兴奋增强，能使周围小动脉舒张，解除痉挛，阻力减小，心率减缓，血压下降。"还可以有效地使人身体放松，精神平静。

其三 乾隆健身术的文化基础是中和之道、中庸之道、阴阳平衡、重视养性，认为"七情"太过会伤及"五脏"，讲究"恬淡虚无、精神内守"。并贯穿于整个功法的运动结构（前后、左右对称）、运动轨迹（势运圆道）、运动速度（缓慢均匀）、运动强度（微微出汗而不喘）、运动量（动勿过极）和其他所有的运动形式。这样我们在学练传统健身术过程中自然会受到其思想的熏陶，使人不好高骛远、知足常乐，遇事不争强好胜，不走极端，进而可以起到使人调养心神、心理平衡、心情恬静的作用。

其四 乾隆健身术练习中适量强度、全身活动、舒展肢体的特点，也可以使练习者体内产生适量的"内腓肽"，研究表明："当体内高密度分泌内腓肽时，会感到无可名状的快乐，疼痛减轻，抑郁缓解，充满朝气，创造力勃发；而当内腓肽分泌稀少时，人会莫名其妙地忧郁，对什么都失去兴趣，单调沉闷。"这就是你看到许多乾隆健身术的练习者，在练习后为什么总是身体轻松，步伐矫健，笑意写在脸上，显得心情愉悦、神清气爽的样子。

三、乾隆健身术使我们亲近大自然

在乾隆健身术的练习中，练习者或者在公园，或者在绿地，或者在河边，或者在沙滩，投身在大自然的怀抱里。伴着满目翠绿闻鸡起舞，可以充分享受大自然赐予我们的温馨。因为空气中有较高含量的氧和空气负离子，对我们的健康非常有利。著名的西方医学奠基人，希腊的希波克拉底说过："阳光、空气、水和运动，这是生命和健康的源泉。"这句名言受到人们的充分肯定，已经传诵了2400年。说明亲近大自然，拥抱大自然对健康和生命具有极其的重要作用。此外，乾隆健身术模仿不同动物的动作，造型优美，练习时和着悠扬的音乐，都有助于我们亲近自然，享受练习过程。

四、享受乾隆健身术就可以满足老年人的需求

马斯洛认为，人类的需求可分成："生理需求、安全需求、社交需求、尊重需求和自我实现需求五类。"这就是著名的"马斯洛五层次需要论"（图3-5）。这五个层次依次由较低层次到较高层次。社交需求：包括对友谊、爱情以及隶属关系的需求。当生理需求和安全需求得到满足后，社交需求就会突出出来，进而产生激励作用。这些需要如果得不到满足，就会导致情绪低落。尊重需求：既包括对成就或自我价值的个人感觉，也包括他人对自己的认可与尊重。有尊重需求的人希望别人按照他们的实际形象来接受他们，并认为他们有能力，能胜任工作。自我实现需求：自我实现需求的目标是自我实现，或是发挥潜能。达到自我实现境界的人，接受自己也接受他人。

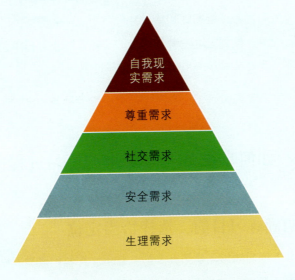

马斯洛五层次需要论 (图3-5)

　　因为我国的中老年人,特别是离退休后的老年人,经过一辈子的奋斗和努力,大都功成名就,事业有成,膝下儿孙满堂,在丰富的物质基础和优越的社会制度保障下生活无忧。然而他们昨天还拥有一定的权力和地位,今天则随着退休而消失,随之而来的是老朽感、无用感、落寞感和孤独感。所以老年人的主要需求就是社交需求、尊重需求和自我实现需求。而在乾隆健身术练习时:其一,大家凑在一起,唠唠家常,互相交流练习和生活体会。可以改善人际关系,促进人社合一,使社会心理得到改善,进而防止落寞感、孤独感的出现,满足人们的社交需求;其二,通过练习,自己的技术水平得到提高,大家不仅可以互相帮助,也可以适当地参与组织和教授传统健身术和乾隆健身术技术,帮助更多的人练习,并从中受益。另外,自己的身体健康,并可做点力所能及的家务,给家庭和单位减轻负担,从而提高自己的社会地位和价值,得到家庭晚辈和社会的尊重,防止老朽感、无用感的出现,满足尊重需求和自我实现需求的目标。

叁 如何享受乾隆健身术的练习过程

一、明确练习目的、选择恰当定位

很多人练习的想法是和健身跑、登山、打各种球类一样的,就是利用闲暇时间来娱乐、健身,只不过这种健身方式更适合自己,在某些方面对自己效果更好些。这种心态很好,当你问到他们"干什么去"时,往往会得到"去玩儿去"的回答,一个"玩"字,表明了练习者轻松、愉悦和恬淡的心态。不难想象,他整个练习过程都会充满愉快和满足。如果您的练习总想达到什么目的,老要和别人比什么,或老觉得别人都是凡夫俗子,就会使自己产生焦虑情绪,并逐渐脱离群体、脱离社会,造成社会心理不健康,反而对身体健康不利。

去年到法国西南部海滨城市Biarriz讲学时,协会副主席菲力普先生的长寿和锻炼观很新颖:"人最重要的是快乐地生活每一天,至于练习效果、长寿与否应顺其自然。"谈到练习的目的,他的见解也很独特,他说:"我弄不清什么经络、穴位、气血、阴阳,但按你们的方法练习,练完以后觉得身体舒适,精力充沛,身体健康,这就够了。"他的一番话耐人寻味。我们不能把传统健身术神秘化，应当享受练习、享受生活。而不能到老了还一味追求劳其筋骨、苦其心志，总想练出个什么。那岂不是舍本逐末，得不偿失了吗？

二、正确选择练习难度

老子提出"治大国如烹小鲜"，也就是说做任何事情都要掌握好火候，不要太过或不及。乾隆健身术锻炼也要遵循这个原则。老年人练习乾隆健身术不能以"高标准、严要求"来束缚自己。前面提到，人到中年以后，其骨骼、韧带、关节和肌肉力量等运动系统都在逐渐退化。而乾隆健身术动作的编排具有普遍性，有些动作如果按标准做，对某些人来说是很难的，勉强去做可能导致受伤。这样我们可以降低一些难度，如练"叩环除痹"时，不能振脚猛叩，可做柔缓静力的；练"攀足固肾"时，两掌不能攀到两踝的，可以改攀三阴交；练"按腿延寿"时，不能做低仆步时，可做高点姿势。另外，高血压患者不能做太大的前俯和转体动作，可不做或减小幅度，以避免出现危险。同样的道理，如果幅度、量和强度偏小，则也达不到健身的目的。

乾隆健身术的练习，虽然简单易学，但也有不同的难度要求，有很多地方可以细化，叫做"易学难练"。这对我们不同的练习者选择不同难度的练习很有利。而其动作的细化过程，要求你用心琢磨，并多活动小关节，这对我们大脑的开发，防止老年痴呆，使毛细血管开放数量增多有益。故练习时，也不能稍遇困难就退却，或无原则地减低难度。这样不仅很难获得练习效果，还使我们体会不到克服困难，越过高峰时的愉悦心情。所以，练习要在保证安全的前提下，稍加难度和细化要求，为提高练习兴趣，享受练习过程服务。

三、合理安排练习

德国科学家最新的研究发现"生命并不在于拼命运动,而在于懒惰"。这是强调运动不要过度,并不是不运动。因为"在放松休息时,新陈代谢相对较慢,这意味着全身生成的自由基也较少,而这种不稳定的氧分子正是加速人机体衰老的罪魁祸首"。所以"生命在于运动",但运动量不是越多越好,运动强度不是越大越好,练习的频度不是越密越好。所以要注意控制。

其一 研究表明,5分钟的全身耐力练习是机体取得变化的最低限度,强度越小,所需时间越长;而60分钟是坚持正常运动的人最大的时间限度。因此,大多数专家赞成每次练习在20~60分钟内(日本专家建议70%强度,练15分钟;60%的强度,练30分钟;50%的强度,练60分钟)。乾隆健身术不能等同于全身有氧运动,但也不是越大越好。一般来说,练习的运动量要由小到大,初练时运动量较小;每个阶段(一般两周为一个阶段)可保持一个恒定的量,适应以后再逐渐加大运动量,但运动量的增加是有一定量限制的,不能无限增加。进行乾隆健身术练习不妨借鉴这个研究成果。乾隆健身术运动量的调整,可通过增减每式练习的次数(二八拍、三八拍或四八拍)或练习的遍数(两遍或三遍)来控制。

其二 有氧运动的最佳强度是:180-年龄(体弱者170-年龄)。乾隆健身术的练习强度和这个值较为接近。初练时较小,以后逐渐加大,练习一段时间后运动强度要做调整,不要千篇一律。因为人体机能对运动强度的接受和吃药一样,也有适应性。所以要根据练习、身体和季节等情况,对练习强度做适当的调整，以不受伤和第二天不疲劳为标准。乾隆健身术练习调整强度的方法，主要可通过控制动作速度和练习时身体重心的高低来完成。

其三 不能认为缺一天不练就会有问题，就犯嘀咕，这会影响心理健康。相反，每周稍加休息对身心健康有利，但也不能三天打鱼两天晒网。有氧运动的研究表明，不少于3次/周，4～5次/周最佳；休息间隔不要超过2天，我们不妨借鉴这个研究成果。

总之，合理安排乾隆健身术练习的量、强度和频度，可使你享受整个练习过程，并享受练习带来的健康，反之，则达不到效果，甚至出现意外。

四、重视准备和整理练习

乾隆健身术包括全身各关节的运动，动作幅度还不小。所以，在练习时，首先可以做一些宁神调息的练习，另外还要做一些有规律、有针对性的肢体活动。这可使你注意力集中，各关节活动幅度增大，消除肌肉黏滞性和内脏惰性，促进参与运动有关中枢间的协调，防止受伤和意外事故，从而为享受乾隆健身术练习服务。

另外，人体机能负荷特点是，开始时较小，以后逐渐增大，维持一段时间后，再逐渐下降。故练习强度要求开始时较小（准备练习），以后逐渐加大到高点并保持一段时间（基本练习），然后逐渐还原到练习前（整理练习）。此外，要适当做些伸展、拍打、按摩和意念放松，以达增加练习效果，避免肌肉僵硬的目的，这也是我们在进行乾隆健身术练习时要注意的问题。

五、注意趋利避害

中医把"风、寒、暑、湿、燥、火"称为"六气",认为"六气"太过则为"六淫",而"六淫"是会伤"五脏"的。故不要认为"冬练三九,夏练三伏"就好,要注意避免太强的阳光、西北风、潮气和寒冷,要做到趋利避害,避免在恶劣气候条件下练习。注意选择地势平坦、环境优美、空气新鲜的场地练习。还要避免干扰、惊吓、行人车辆,避高山深谷、避污染。在选择练习时间上,不要太拘泥。要避免饭前饭后45分钟,或心情烦躁时练习。心血管病人要避免在上午练习,有研究表明此时从事体育锻炼心脑血管发病率明显增高。另外,冬天气候恶劣、条件不好的地方,早上不要外出练习。因早上9点以后污染空气下沉,污染物质才减少;且早上锻炼的人基础血压和基础体温高,肾上腺素比傍晚高4倍,心脏病患者易出问题;再者,早上树林里二氧化碳含量较高,太阳出来后才和叶绿素产生光合作用产生氧气。也可根据中医的子午流注理论,在各脏腑气血充盛时练习,以便提高效果。

六、积极实践科学的生活方式

练习的目的是为健康。实践证明,单纯的练习,而不结合养生其健身效果是不明显的。如练习前生一肚子气,心情不佳;练习中想着还有许多事情没处理好,练习后暴饮暴食或打麻将到深夜;并且总也处理不好与家庭、亲戚、邻里和练习伙伴的关系,练习效果自然不好。所以,要注重养生实践,包括调养精神、平衡膳食、起居有常、劳逸适度、食药并举、房事有节、戒烟少酒和趋利避害等。这可使我们较好地实践"心理平衡、平衡膳食、适量运动、戒烟限酒"的科学生活方式，使您健康长寿，并使您享受传统健身术练习的时空得到延伸和拓展，使人生更有意义。

　　传统健身术已成为广大爱好者生活中不可或缺的部分。但也有部分人错误地把其作为自己生活的全部，有的人每天除了练习外，别的什么也不管。早上起来练习，上午盯着看传统健身术的光盘和资料，下午和晚上又忙着教授别人、参加组织和管理工作，成为一名"职业革命家"。有的人则是每天除了练习的事，对其他事情兴味索然，对别的练习和活动一概拒之。其实，适当地做些工作是必要的，但练习、教学和组织工作一定要适量，也可尝试做一点别的休闲练习。否则会招致家人的埋怨，与社会产生隔阂，对身体健康不利，甚至会由于劳累过度而出现心脑血管意外，那就谈不上享受练习了。

　　世界卫生组织提出："到21世纪人人享有健康。"享受传统健身术锻炼，享受乾隆健身术，就能给您带来健康，使您更好地享受生活。另外，传统健身术蕴涵着丰富的中国传统文化，其练习方法和途径有多种，上述享受乾隆健身术过程的理论和方法只是其中的一种，这适合广大爱好者。对于传统健身术的专业工作者、研究者、教师和辅导员来说则不完全合适。但如果没有他们的深入研究和辛勤工作，则不可能有我们享受练习的内容和方法，也不可能发展、改进和推广传统健身术，从而造成传统文化瑰宝的流失。

第四章

乾隆健身术（站势）生理效应的实验研究

第一节 选题依据

随着社会的进步,全球、尤其是发达国家都面临着日趋严峻的老龄化问题,我国也不例外,据统计,到2009年我国60岁以上的老人已达1.67亿,占总人口的12.5%。人到老年会由于新陈代谢水平的降低以及身体素质的全面减退而带来一系列问题,诸如内脏机能逐渐减弱、肺功能不断下降、血脂代谢异常、心血管疾病发病率增高以及活动和生活能力的严重衰退等。这样,就严重增加了社会和家庭的负担,降低人们特别是老年人生活的幸福指数,阻碍经济的发展。因此,研究如何改善老年人的生理功能,预防其心血管疾病,提高其生活能力,具有重要意义。资料表明,体育运动,尤其是具有中国传统文化底蕴的健身练习有助于人们延缓衰老,降低练习者的血脂,提高健康水平。因此加强对中华传统体育的研究推广具有重要的意义。乾隆健身术,是由笔者在研究乾隆皇帝的"十常四勿"和古现代养生术的基础上,应用中西理论,结合养生文化创编而成的。它是以中国传统养生文化为指导,以意念活动、呼吸调理和身体运动为手段,以三调合一为准则,以调整精神、协调脏腑、平衡阴阳、畅通经络为基本内容,以增进健康、防治疾病、延年益寿和建立科学生活方式为基本目的的自我健身术。练习不仅包括全身有规律的运动、伸展和按摩,还包括对某些经验效穴的点揉。功法简单易学,无副作用;自创编以来已被译为英、法、日等语言出版,并迅速传播到世界10多个国家,深受国内外中老年人的喜爱。

查阅文献尚未发现有关乾隆健身术实验成果的报道,本文拟在实验的基础上,通过对老年人练习乾隆健身术4个月前、后某些生理和身体活动能力指标的测试分析,揭示其在提高老年人生理功能和生活能力中的作用,为老年人健身,以及乾隆健身术的改进推广提供科学依据,为应对日益严重的人口老龄化服务。

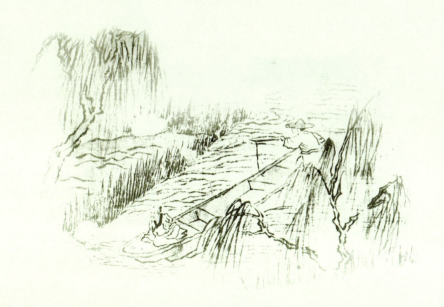

第二节 研究对象与方法

壹 研究对象

乾隆健身术对老年人健康和活动能力的影响。

贰 研究方法

一、受试对象

根据实验要求,选取中央民族大学附属老年大学和太申祥和山庄的老年人共30名。其中,男性7人,女性23人,年龄60~80岁,平均年龄72.43±5.45岁。要求:身体基本健康,无肢体残疾,无严重疾病,不经常参加体育锻炼。

二、实验法

1. 组织方法：根据实验要求，实验前先组织受试者进行一周的乾隆健身术功法学习，待其基本掌握后开始正式练习。在指导教师的带领下，从2009年5月8日～2009年9月8日，每天上午9∶00～10∶00集体练习。要求受试者实验期间，不学练其他健身项目，不服用影响测试指标的药品或补品，保持与实验前相同的生活方式。

2. 测试指标包括：（1）形态指标：体重、臀围、腰围、皮褶厚度等。（2）生理指标：安静时心率、血压、肺活量。（3）血液指标：血清总胆固醇、甘油三酯、低密度脂蛋白、高密度脂蛋白等。（4）生活能力性指标：左手摸背试验、右手摸背实验、坐位体前屈。（5）平衡指标：闭眼单腿站立、选择反应时等。

3. 测试方法：分别在锻炼前和4个月后测试上述所用指标，两次测试的时间均在上午，且测试所使用的仪器，以及测试地点、人员、程序、方法和要求相同。

4. 数理统计法：采用SPSS15.0对数据进行统计分析。

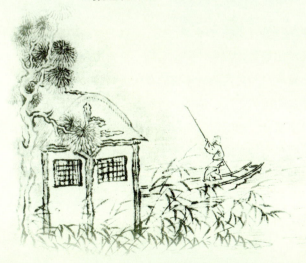

第三节 测试结果与分析

壹 受试者练功4个月形态指标的变化结果与分析

从表4-1可以看出,受试者练功4个月后,包括体重、维度皮脂等指标,与练功前相比,均未出现显著性差异（$P>0.05$）,但各项指标都有下降的趋势,说明老年人练习乾隆健身术4个月,只能帮助维持其身体形态指标,还不足以改变。

因为乾隆健身术练习是小强度的有氧练习,但4个月的练习尚不足以使身体形态产生显著性改变。但顾丽艳、常燕等的研究表明,长期有规律的有氧运动对改善老年人的身体成分,减少体内脂肪的堆积具有重要的调节作用。汤庆华的研究发现,经过12个月的锻炼后,太极拳组、气功组和木兰拳组受试者的腰臀比有显著性的下降,气功组和木兰拳组受试者的腰围下降非常明显。因此,若延长训练周期,受试者的身体成分或将会发生良好的改善。

(表4-1) 受试者练功4个月身体形态指标的变化结果

指标		组别		合计
		60-74岁 (n=18)	75岁以上 (n=12)	(N=30)
体重 (kg)	锻炼前	64.72±9.57	61.48±9.27	63.42±9.43
	锻炼后	64.23±9.48	61.10±9.25	62.98±9.36
	t 值	1.985	0.604	1.574
	p 值	0.064	0.558	0.126
腰围 (cm)	锻炼前	89.99±8.91	84.68±6.36	87.90±8.31
	锻炼后	89.66±8.59	84.65±5.67	87.69±7.86
	t 值	2.103	0.070	1.189
	p 值	0.052	0.945	0.245
臀围 (cm)	锻炼前	99.96±7.40	98.90±5.49	99.54±6.63
	锻炼后	99.90±7.38	98.87±5.73	99.50±6.69
	t 值	1.661	0.094	0.414
	p 值	0.116	0.927	0.682
腰臀比	锻炼前	0.90±0.08	0.86±0.05	0.88±0.07
	锻炼后	0.90±0.07	0.86±0.05	0.88±0.06
	t 值	1.851	-0.094	0.811
	p 值	0.083	0.927	0.424
上臂皮褶厚度 (mm)	锻炼前	17.39±6.23	16.05±4.76	16.87±5.64
	锻炼后	17.14±6.11	15.91±4.69	16.66±5.54
	t 值	1.747	0.675	1.756
	p 值	0.100	0.515	0.090
肩胛皮褶厚度 (mm)	锻炼前	21.24±8.19	18.21±6.50	20.05±7.59
	锻炼后	21.05±8.10	18.20±6.15	19.93±7.38
	t 值	0.644	0.025	0.533
	p 值	0.529	0.980	0.598
腹部皮褶厚度 (mm)	锻炼前	23.19±7.82	22.37±5.61	22.87±6.93
	锻炼后	23.16±7.57	22.08±5.64	22.74±6.78
	t 值	0.216	1.324	1.035
	p 值	0.832	0.215	0.310

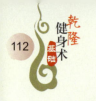

贰 受试者练功4个月心肺功能的变化结果与分析

从表4-2、4-3可以看出，受试者练功4个月后，安静时脉搏没有显著性变化（$P>0.05$）；收缩压由锻炼前的128.46 ± 14.25 mmHg下降到锻炼后的120.39 ± 11.51 mmHg，差异非常显著（$P<0.01$）；舒张压由锻炼前的71.93 ± 8.27 mmHg下降到锻炼后的68.39 ± 6.63 mmHg，差异显著（$P<0.05$）；并且，锻炼前有11人血压不正常，通过锻炼后，其中8人血压都变为正常值；肺活量由锻炼前的1917 ± 591 ml上升到锻炼后的2085 ± 604 ml，差异非常显著（$P<0.01$）。从各年龄组的情况来看，除75岁年龄组的高压没有显著性变化外，其余各项指标的变化都与总体呈现一致的情况，且两组的变化差之间均没有显著性差异。

众多研究表明：长期的有氧运动，可以使心脏的结构和功能发生良好的适应性变化，使老年人的心肌收缩力增强，每博输出量增加；血管顺应性增强，外周阻力减小，血压下降。乾隆健身术是一套小强度的有氧运动，且在整套练习中，均强调对肘、膝以下等末端小关节、肌肉的刺激，如第八式"活肘舒心"中屈肘上提，依次卷指、切腕。第九式"举腕启原"中依次卷指、提腕、提踵、押腕等动作，对末梢关节、肌肉进行了充分的刺激，这样可使远端小动脉舒张，血流阻力减小，血液循环改善，血压下降；强调细匀深长的腹式呼吸与动作的配合，研究表明，呼气时，呼气中枢神经兴奋增强，可扩散到副交感神经中枢，从而可使远端小动脉舒张，血液循环阻力减小，血压下降；此外，练习中要求意念集中，可使大脑皮层放松，交感神经的兴奋性降低，

（表4-2）受试者练功4个月心肺功能指标的变化结果

注：*代表P＜0.05，**代表P＜0.01

组别	人数		脉搏（次/分）	收缩压（mmHg）	舒张压（mmHg）	肺活量（ml）
60-74岁	18	锻炼前	68.18±7.14	130.88±15.07	75.53±7.48	2042±652
		锻炼后	66.82±5.75	121.12±11.66	70.76±6.89	2212±652
		t 值	0.962	3.546	2.902	-3.179
		p 值	0.350	0.003**	0.010*	0.006**
75岁以上	12	锻炼前	68.00±6.37	124.73±12.63	66.36±6.25	1724±442
		锻炼后	67.64±5.37	119.27±11.74	64.73±4.29	1888±484
		t 值	0.401	2.246	0.814	-3.720
		p 值	0.697	0.049*	0.435	0.004**
合计	30	锻炼前	68.11±6.73	128.46±14.25	71.93±8.27	1917±591
		锻炼后	67.14±5.52	120.39±11.51	68.39±6.63	2085±604
		t 值	1.052	4.167	2.757	-4.628
		p 值	0.302	0.000**	0.010*	0.000**
A-B		60-74岁	——	9.76±11.36	——	170±220
		75岁以上	——	5.45±8.05	——	164±146
		t 值	——	1.091	——	0.081
		p 值	——	0.285	——	0.936

（表4-3）受试者练功4个月血压的变化情况

血压	人数	
	锻炼前	锻炼后
正常	19	27
不正常	11	3
合计	30	30

血压下降。另外，功法中第七式"揉肩畅肺"，形在揉肩实揉胸腹，第十一式"挽弓醒身"的扩胸实腹等动作，加之练习中要求在动作的帮助下进行深长细缓的腹式呼吸，可使膈肌上下移动的范围增大，有效的按摩胸腹，加强呼吸肌力量，进而可达到提高肺活量，改善肺泡壁的弹性，增加肺的通气功能的目的。

叁 受试者练功4个月血脂的变化结果与分析

从表4-4可以看出，受试者练功4个月后，血清总胆固醇（TC）由锻炼前的5.30±0.89mmol/L下降到锻炼后的4.93±0.86mmol/L，有显著性差异（P<0.05）；甘油三酯（TG）由锻炼前的1.97±0.91mmol/L下降到锻炼后的1.61±0.64mmol/L，差异非常显著（P<0.01）；低密度脂蛋白（LDL-C）由锻炼前的3.35±0.97mmol/L下降到锻炼后

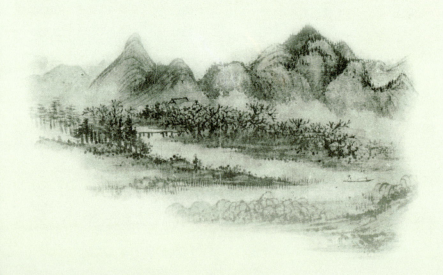

的2.90±1.00mmol/L，差异非常显著（P<0.01）；高密度脂蛋白(HDL-C)由锻炼前的1.49±0.34mmol/L上升到锻炼后的1.60±0.34mmol/L，差异非常显著（P<0.01）。两组受试者都有显著性改善，且两组提高的幅度之间没有显著性差异。这说明，试验后老年人血脂代谢功能取得良好的改善，而且改善情况不受年龄特征的限制，这对其防治心血管疾病的发生有非常重要的意义。

（表4-4）受试者练功4个月血脂指标的变化结果

注：*代表P<0.05，**代表P<0.01

组别	人数		指		标	
			总胆固醇(TC)	甘油三酯(TG)	低密度脂蛋白(LDL-C)	高密度脂蛋白(HDL-C)
60-74岁	18	锻炼前	5.38±0.93	1.90±0.81	3.49±0.86	1.53±0.35
		锻炼后	4.90±0.86	1.67±0.56	3.06±0.89	1.62±0.35
		t 值	2.846	2.128	3.058	-2.381
		p 值	0.011*	0.048*	0.007**	0.029*
75岁以上	12	锻炼前	5.19±0.85	2.06±1.08	3.16±1.12	1.43±0.33
		锻炼后	4.97±0.90	1.51±0.75	2.68±1.15	1.57±0.34
		t 值	0.958	2.288	2.328	-4.218
		p 值	0.359	0.043*	0.040*	0.001**
合计	30	锻炼前	5.30±0.89	1.97±0.91	3.35±0.97	1.49±0.34
		锻炼后	4.93±0.86	1.61±0.64	2.90±1.00	1.60±0.34
		t 值	2.740	3.048	3.883	-4.173
		p 值	0.010*	0.005**	0.001**	0.000**
A-B		60-74岁	——	0.23±0.46	0.43±0.59	0.09±0.16
		75岁以上	——	0.56±8.05	0.48±0.71	0.14±0.11
		t 值		-1.385	-0.209	0.836
		p 值		0.177	0.887	0.383

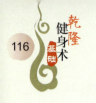

肆 受试者练功4个月某些生活能力指标变化的结果与分析

一、受试者练功4个月某些柔韧素质的变化结果与分析

从表4-5可以看出，受试者练功4个月后，左右臂摸背分别由实验前的-7.92±11.38、-4.90±10.49，提高到实验后的-7.61±11.20cm、-4.46±10.44cm；且差异均有显著性（$P<0.05$）；坐位体前屈指标也由实验前的5.55±9.34cm提高到实验后的7.44±9.13cm，差异具有非常显著性（$P<0.01$）。两组受试者都有显著性改善，且两组提高的幅度之间没有显著性差异。这说明，试验后受试者肩关节和髋关节的柔韧性都得到了良好的改善，活动幅度得到了明显的增加，但这种改善不具有年龄特征，这对其延缓衰老，提高生活质量具有良好的作用。

研究表明，运动可使肌肉和关节的血液循环得到改善，营养充足，从而增强肌肉的弹性、伸展性和灵活性。而经常牵拉各关节的韧带和肌肉，使其关节软骨交替地受到加压和减压作用，促进关节液由关节腔渗入软骨，改善其营养供给，从而保证其黏弹性，改善关节的活动功能。中医认为："肝主筋，其华在爪"，"肝属木，喜疏泻条达"，"肝有邪，其气滞于两腋"。故要想改善身体的柔韧性，就要疏泻肝气；而要疏泻肝气，就要充分伸展肢体、活动腋下和胁肋部。乾隆健身术非常重视对全身各部位的牵拉抻扯，如第七式"揉肩畅肺"，要求两肩前后转动，带动两臂按摩腋下及两胁。而第十式"引体令柔"、第十三式"捶背通督"均要求两臂大幅牵拉腋下及两胁，有助于肝气疏泻，而全身各部位的伸展则有助于练习者身体柔韧性的全面提高。生理学原理告诉我们柔韧性的加强，可以使老年人的动作幅度和灵活性得到改善，减少受伤和骨折的发生，进而有效地提高老年人的生活质量，延缓其衰老。老子讲"柔弱胜刚强"就是这个道理。

（表4-5）受试者练功4个月柔韧素质指标的变化结果

注：*代表P<0.05，**代表P<0.01

组别	人数		指标		
			摸背试验-左 (cm)	摸背试验-右 (cm)	坐位体前屈 (cm)
60-74岁	18	锻炼前	-7.96±11.83	-4.29±11.44	6.37±10.24
		锻炼后	-7.51±11.53	-3.63±11.33	8.29±10.23
		t 值	-2.387	-2.308	-4.764
		p 值	0.029*	0.034*	0.000**
75岁以上	12	锻炼前	-7.87±11.20	-5.80±9.30	4.21±7.94
		锻炼后	-7.76±11.18	-5.70±9.28	6.05±7.21
		t 值	-2.315	-2.253	-3.208
		p 值	0.041*	0.046*	0.009**
合计	30	锻炼前	-7.92±11.38	-4.90±10.49	5.55±9.34
		锻炼后	-7.61±11.20	-4.46±10.44	7.44±9.13
		t 值	-2.672	-2.448	-5.809
		p 值	0.012*	0.021*	0.000**
A-B		60-74岁	0.44±0.79	0.67±1.23	1.92±1.71
		75岁以上	0.11±0.16	0.10±0.15	1.84±1.90
		t 值	1.446	1.584	0.120
		p 值	0.159	0.124	0.905

二、受试者练功4个月平衡能力的变化结果与分析

从表4-6可以看出,受试者练功4个月后,闭眼单脚站立的时间由锻炼前的7.41±4.81s提高到锻炼后的8.69±5.04s,差异非常显著(P<0.01)。各组的变化情况和总体一样,且两组提高幅度之间没有显著性差异(P>0.05)。这说明,练习对提高不同老年人的平衡能力具有显著性的效果。

生理学认为,神经系统和肌肉力量的改善有助于平衡能力的提高;中医认为:"肾为作强之官"。功法中的第九式"举腕启原"、第十三式"捶背通督"、第十五式"叩环除瘀"、第十八式"采气补元"等动作中均有提踵的练习;而第十六式"按腿延寿"、第十七式"蹲膝抗衰"中对腿部的按摩以及整套练习中重心虚实的转换,都有助于下肢力量的提高,刺激足底的涌泉和踝部的太溪,从而使受试者的平衡能力得到改善。另外,在练习过程中,要求练习者结合练习目的,意守不同的穴位、部位或动作,可提高大脑运动中枢的兴奋性,加强大脑与小脑间的信息

(表4-6) 受试者练功4个月平衡能力指标的变化结果

注:*代表P<0.05,**代表P<0.01

组别	人数	指标 闭眼单脚站立(s)			
		锻炼前	锻炼后	t值	p值
60-74岁	18	9.01±5.34	10.17±5.51	-4.226	0.001**
75岁以上	12	5.01±2.54	6.47±3.35	-3.581	0.004**
合计	30	7.41±4.81	8.69±5.04	-5.589	0.000**
A-B		60-74岁 1.16±1.17	75岁以上 1.46±1.41	-0.631	0.533

反馈，并不断加强本体感觉器、平衡器官、视觉与中枢神经的联系，提高中枢神经对身体平衡能力的控制。因此，锻炼后受试者的平衡能力提高了。

三、受试者练功4个月反应速度的变化结果与分析

从表4-7可以看出，受试者练功4个月后，选择反应时的时间由锻炼前的0.63±0.14s缩短到锻炼后的0.54±0.10s，差异非常显著（P＜0.01）。各组的变化情况和总体一样，且两组提高幅度之间没有显著性差异（P＞0.05）。这说明，练习对提高不同老年人的反应速度有良好的作用。

这主要是因为乾隆健身术练习中，注重意识的运用，要求练习者结合身体活动、呼吸练习在练习的全过程结合动作将意念集中在相应的穴位或部位上，取得净化大脑，放松大脑皮层的效果。这样可以有效地提高脑细胞的合成能力，进而改善老年人的反映、控制和判断能力。另外，练习中非常注重手指的活动，如

（表4-7）受试者练功4个月反应速度指标的变化结果

注：*代表P＜0.05，**代表P＜0.01

组别	人数	指标			
		选择反应时（s）			
		锻炼前	锻炼后	t 值	p 值
60-74岁	18	0.60±0.15	0.54±0.11	3.999	0.001**
75岁以上	12	0.67±0.11	0.56±0.10	4.079	0.002**
合计	30	0.63±0.14	0.54±0.10	5.669	0.000**
A-B		60-74岁 0.07±0.07	75岁以上 0.11±0.09	-1.237	0.226

卷指、弹甲等，而且手指在大脑皮层代表区所占的面积非常大，因此这种练习在提高手指的灵活性的同时，还可以对大脑形成一种良性刺激，调节大脑皮层兴奋和抑制之间的转换，使兴奋和抑制更加集中，改善大脑功能和神经系统的工作能力；第二式"梳头安神"、第五式"鸣鼓还听"，通过做此动作，对头部进行按摩，可改善头部的血液循环，使其营养充足，改善大脑的功能，提高其分析、判断和整合信息的能力。有研究表明，多种形式的运动，可使输入大脑皮质及其他中枢神经结构的信息增加，诱导并促使新的树突棘产生，而新的树突棘的形成又加快了中枢神经系统内信息传递和整合的速度，因此人们的反应速度会提高。

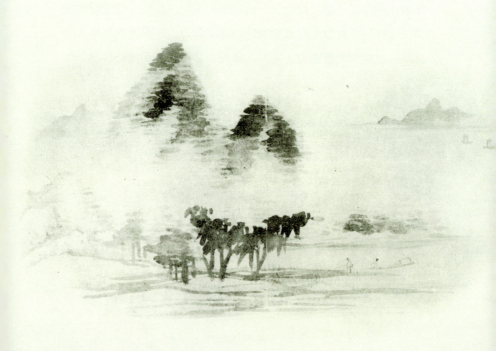

第四节 结论与建议

壹 结论

一、练习乾隆健身术,可明显改善老年人的生理功能、血液环境和生活自理能力,进而提高其生活质量。

二、乾隆健身术对老年人的良好作用几乎没有年龄差别。

三、练习乾隆健身术四个月,还不足以改善老年人的身体形态指标。

四、老年人科学地学练乾隆健身术没有任何副作用,也不会出现损伤。

贰 建议

一、有关部门大力推广乾隆健身术。

二、进一步加强对乾隆健身术机理和文化内涵的研究。

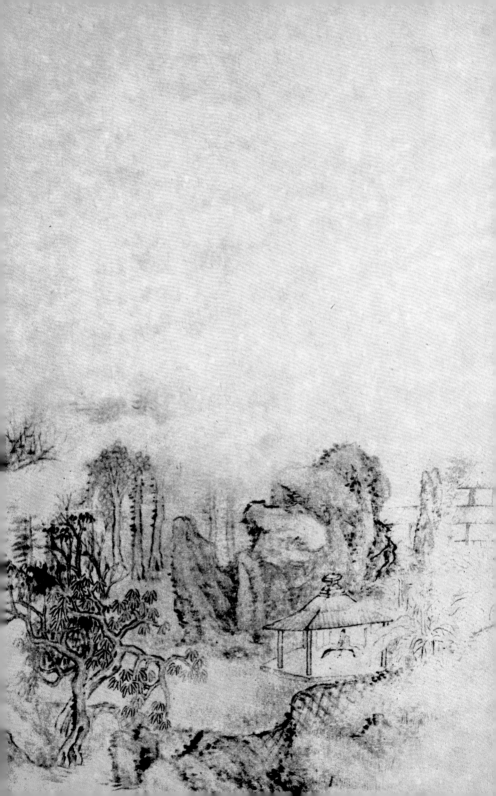

第五章 乾隆健身术基础

第一节 乾隆健身术手型手法

1. 掌型：五指自然分开，食指稍挑起，小指稍前移，使掌背成瓦楞状，同时拇指大鱼际稍内合，使掌心成凹状（图5-1A、图5-1B）。

2. 要求：五指自然伸直，不僵不拘，松紧适度，全掌饱满，自然舒适。

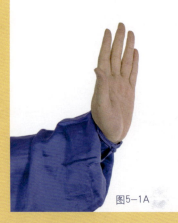
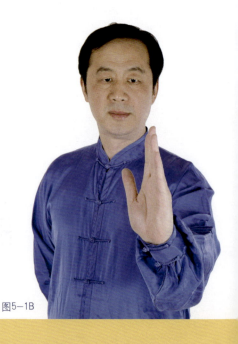

图5-1A　　　图5-1B

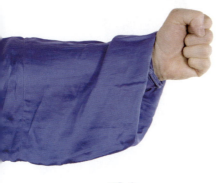

图5-2

1. 拳型：四指卷于掌心，拇指第一指节尺侧搭于食、中指第二指节（图5-2）。

2. 要求：拳面稍绷紧，自然饱满，松紧适度。

八字掌

1. 掌型：虎口撑开，小指、无名指和中指第一、二指节弯曲，掌心微含（图5-3）。

2. 要求：拇、食指伸直，坐腕立指，松紧适度。

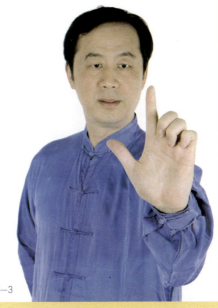

图5-3

1. 爪型：掌心成凹状，拇指第一指节，中指、食指、无名指、小指第一、二指节，小指第一、二指节和掌指关节用力弯曲，食指稍高，继而中指、无名指和小指依次稍低，使掌错落成菱形状龙爪（图5-4A、图5-4B）。

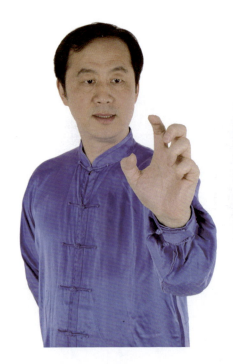

图5-4B

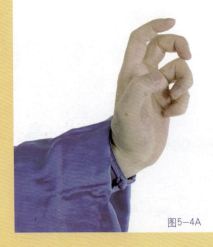

图5-4A

2. 要求：手指用力绷紧，坐腕立掌。

捏指勾

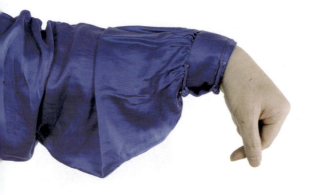

图5-5A

1. 勾型：手腕稍上提，食指自然伸直，拇指指腹放松搭于食指第二指节桡侧；其余三指自然卷曲于掌心（图5-5A、图5-5B）。

2. 要求：掌指放松，手腕稍用力。

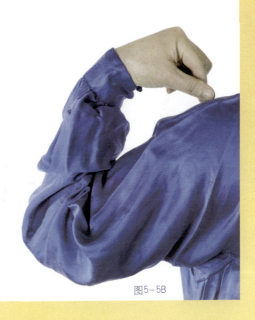

图5-5B

挽弓勾

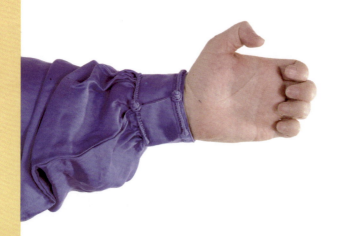

图5-6A

1.勾型：手掌自然张开，掌心微含，拇指第一指节及其他四指的第一、二指节用力弯曲（图5-6A、图5-6B）。

2.要求：手腕自然伸直，手指弯曲时用力稍大，手指自然并拢，不得过分分开。

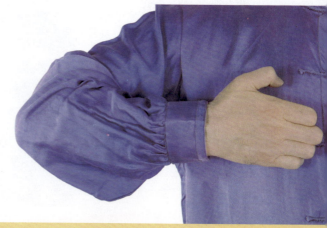

图5-6B

第二节 乾隆健身术步型步法

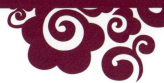

并步

1. 做法：两脚靠拢站立，两掌置于体侧，中指腹贴裤缝，眼视前方（图5-7）。

2. 要求：百会（位于头顶正中线与两耳尖连线的交叉处）上顶，下颌微收，眼垂帘，面放松，颈项竖直；肩下沉，肘放松，背加宽，胸微含，腹微收，腰放松；肛稍提，臀稍敛、膝稍松，脚并拢，趾稍扣。

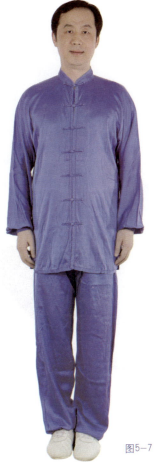

图5-7

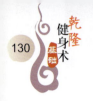

开 立 步

1. 做法：两脚开立，与肩同宽，脚尖向前；其他要求同并步式（图5-8）。

2. 要求：与并步相同，唯两脚开立。

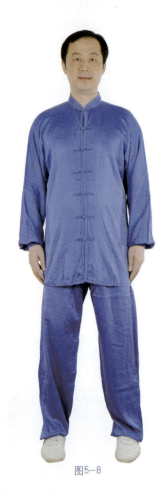

图5-8

虚 步

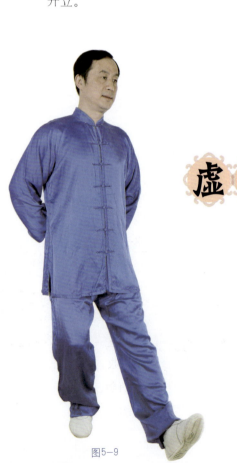

图5-9

左式：1. 做法：两臂上提，两掌背叠于腰部，两外劳宫分别相叠于两肾俞。身体半面左转，重心右移，右腿微曲，左腿自然伸直，落于左前方45°左右,脚跟(或脚尖)着地(图5-9)。右式与左式相同,唯方向相反。

2. 要求:上体姿势要求与并步相同,另外注意沉髋,左脚上翘充分,右脚全脚掌着地,右膝对准右脚尖,右膝在地面的投影不要超过脚尖。不得撅臀、抬臀、塌腰、挺胸、弓背。

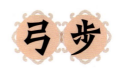

左式:1. 做法:两脚前后分开一大步,约为脚长的四至五倍,左腿屈膝前弓,脚尖向前稍内扣,右腿伸直后蹬,两脚全脚掌着地(图5-10)。右式与左式相同,唯方向相反。

2. 要求:身体稍前倾形成斜中正,沉髋、敛臀,左膝着力对准左脚尖,右膝既不能绷直,又不能软塌,使委中穴有微微外绷之感,右膝对准右脚尖,两脚全脚掌着地。

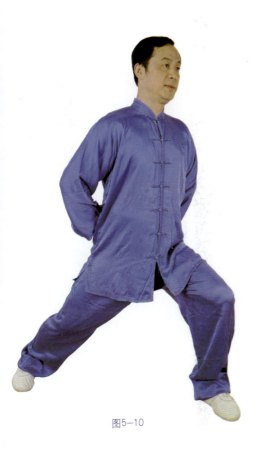

图5-10

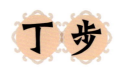

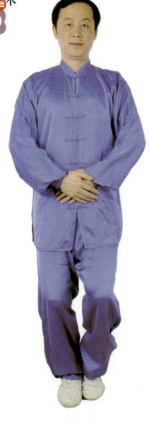

1. 做法：两掌相叠于丹田，左掌在下；右脚踏实支撑，左脚在右足弓侧提踵脚趾跕地，眼视前方（图5-11）。右式与左式相同，唯方向相反。

2. 要求：身体中正，含胸拔背，松腰敛臀，两膝朝前；支撑脚脚趾轻扣地面，跕地脚稍用力。

图5-11

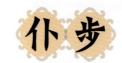

1. 做法：重心左移，左腿下蹲，右腿向右伸出；身体向右前俯；右掌抚右脚面，左掌内旋外撑于左膝，

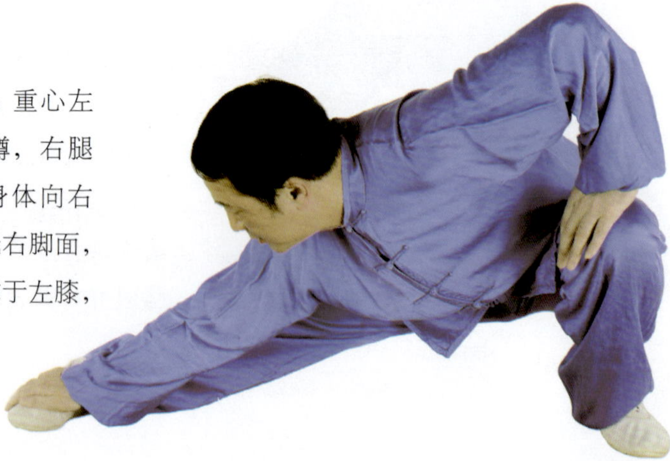

图5-12

眼视右掌（图5-12）。左式与右式相同，唯方向相反。

2. 要求：重心尽量左移，身体中正尽量牵引右倾；右膝伸直，右肘下沉，左膝与左脚方向相同，将头抬起；右掌放松，左掌稍用力，左右脚脚跟不离地。

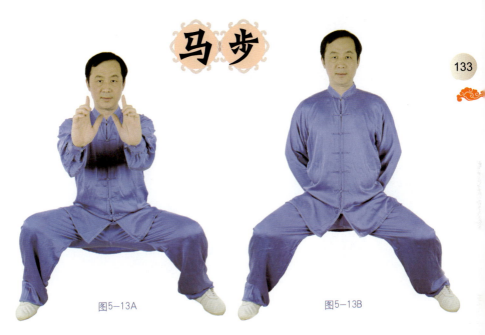

图5-13A　　　　　　　　图5-13B

1. 做法：两脚开立稍宽于肩，两腿屈膝沉髋引身体下蹲；同时，两臂前摆至体前，两掌成八字掌前撑（或两掌背后提起，两劳宫穴分别对准肾俞穴），眼视前方（图5-13A、图5-13B）。

2. 要求：身体中正，两脚之间的距离为两脚半到三脚之间，两大腿和小腿之间的夹角约90度，两膝关节稍里合，两脚尖向前稍内扣，保持腿开裆合之势，同时膝关节在地面的投影不得超过脚尖。

后踣步

1. 做法：身体自然直立，两掌置于体侧，两脚前后分立，前后之间的距离约一步，左右之间的距离约一脚(20～30厘米)，前脚掌踏实，重心前移，完全落在前脚；同时后脚脚跟踣起，前脚掌踣地，眼视前方（图5-14A、图5-14B）。

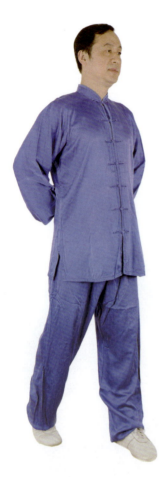

◀ 图5-14A

图5-14B ▶

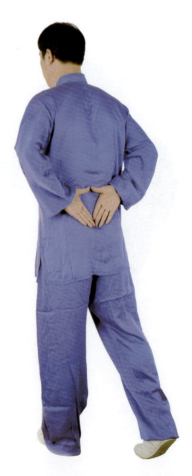

2. 要求：百会上顶，身体中正，沉肩松肘，含胸立腰，两腿自然伸直，膝关节放松，支撑脚五趾抓地，踣地脚稍加用力，刺激涌泉。

第三节
乾隆健身术步法基础练习

 移重心练习

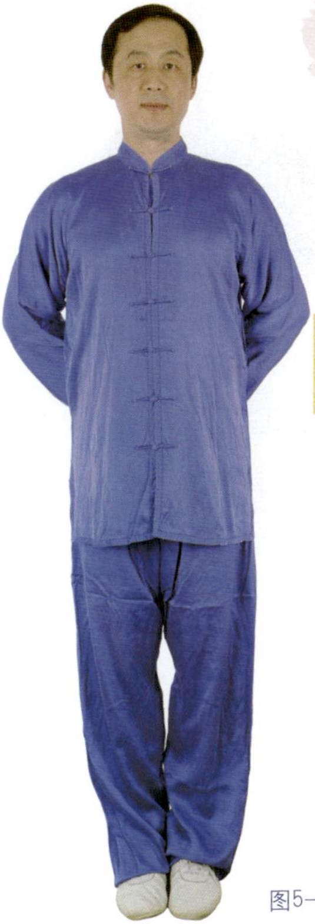

练习功效

1. 锻炼重心移动能力。
2. 培养正确的身形。

动作说明

预备式：并步站立，两掌内外劳宫相对叠于命门，左掌在下，掌心朝后，眼视前方（图5-15A、图5-15B）。

图5-15A　　　　图5-15B

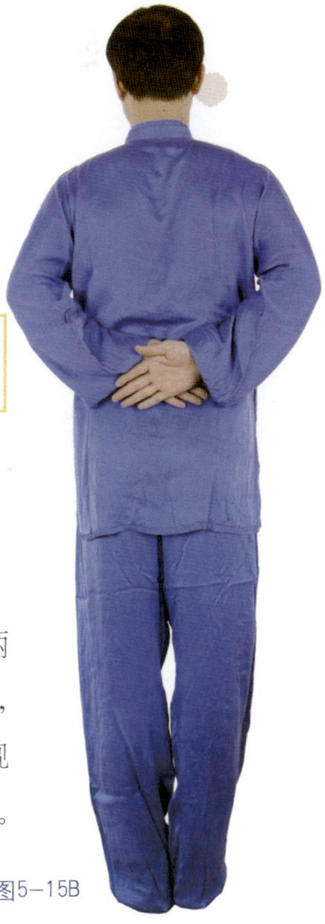

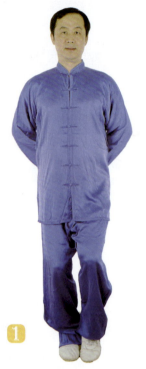

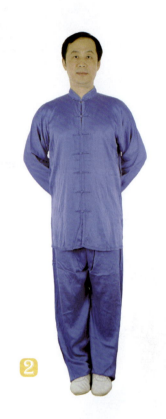

1. 随呼气，松腹松肛，舌尖下落；同时，重心右移，右腿重心下沉，使左脚提踵、屈膝、跐地，眼视前方。

2. 随吸气，提肛调裆，舌顶上腭；同时，重心还原，两腿伸直，左脚踵下落成并步直立，眼视前方。

3. 随呼气，松腹松肛，舌尖下落；同时，重心左移，左腿微屈，使右脚提踵、屈膝、跐地，眼视前方。

4. 随吸气，提肛调裆，舌顶上腭；同时，重心还原，两腿伸直，右脚踵下落，成并步直立，眼视前方。

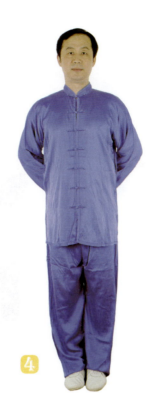

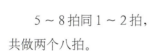

5～8拍同1～2拍，共做两个八拍。

5. 做完后，两掌下落于体侧，眼视前方，成并步站立式。

注意事项

1. 精神内敛，呼吸柔、匀、细、缓。

2. 动作柔和，速度绵缓，均匀，虚实分明。

3. 身体中正安舒，气沉丹田，无论身体起落百会均须上顶。

贰 开收脚练习

练习功效

1. 锻炼控制、移动重心和大腿发力带小腿能力。
2. 调节本体感觉，培养正确的身形。

动作说明

预备式：并步站立，两掌置于体侧，两中指腹轻点风市，眼视前方（图5-16）。

1. 随呼气，松腹松肛，舌尖下落，两掌叠于丹田，左掌在下；同时，重心右移，右腿重心下沉，使左

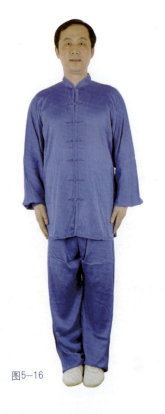

图5-16

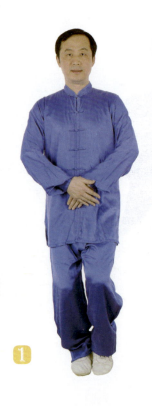

①

脚提踵、屈膝、跐地,眼视前方。

2.随吸气,提肛调裆,舌顶上腭,上体不动;同时,左脚向左开步,与肩同宽,脚掌着地,脚尖向前,眼视前方。

3.随呼气,松腹松肛,舌尖下落,上体不动;同时,左脚回收跐地于右脚内侧,眼视前方。

4.随吸气,提肛调裆,舌顶上腭,两掌自然垂落至体侧;同时,右脚踵下落,两腿伸直,重心还原成并步直立,眼视前方。

5～8拍同1～4拍,唯动作方向相反,共做两个八拍,做完后成并步站立式,眼视前方(图同4)。

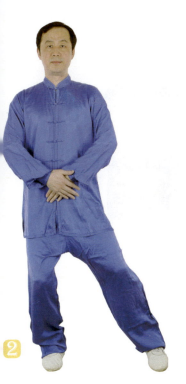
❷

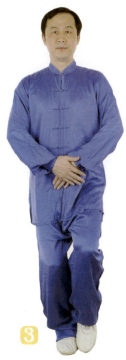
❸

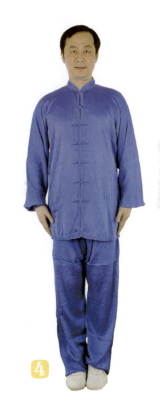
❹

注意事项

1. 精神内敛，呼吸柔、匀、细、缓。

2. 动作柔和，速度绵缓，均匀，虚实分明。

3. 身体中正安舒，气沉丹田，无论身体起落百会均须上顶；无论开步并步支撑腿膝盖均要固定。

叁 开收步练习

练习功效

1. 锻炼控制、移动重心和大腿发力带小腿能力，加强腿部力量。

2. 调节本体感觉，培养正确的身形，锻炼手脚配合能力。

动作说明

预备式：并步站立，两掌置于体侧，两中指腹轻点风市，眼视前方（图5-17）。

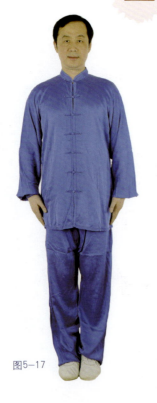

图5-17

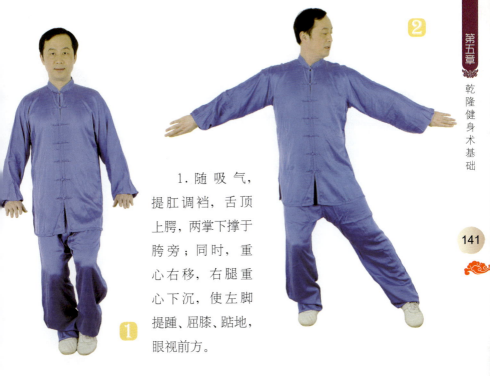

1．随吸气，提肛调裆，舌顶上腭，两掌下撑于胯旁；同时，重心右移，右腿重心下沉，使左脚提踵、屈膝、跐地，眼视前方。

2．继续吸气，提肛调裆，舌顶上腭，左脚向左开步，与肩同宽，脚掌着地，脚尖向前；同时，两臂内旋体侧外摆至与腰同高，掌心向后，眼视左掌。

3．继而，两臂逐渐外旋并继续外摆至肩平，掌心朝上；同时，重心左移至两腿之间，两腿伸直，眼视左掌。

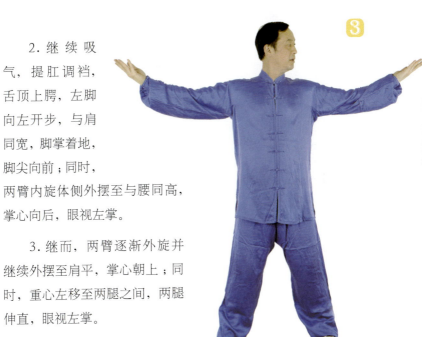

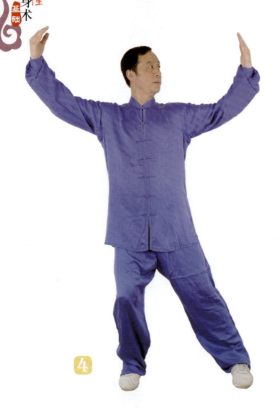 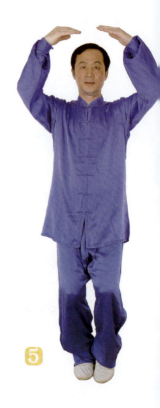

4.随呼气,松腹松肛,舌尖下落,两臂体前内合上捧抱于头前上方,掌心向后斜向内;同时,重心右移,眼视左掌。

5.继续呼气,松腹松肛,舌尖下落,左脚收回,两掌体前下按。

6.同时,左脚踵下落,两腿伸直,重心还原成并步直立,眼视前方。

5～8拍同1～4拍,唯动作方向相反,共做两个八拍,做完后,成并步站立式,眼视前方(图同6)。

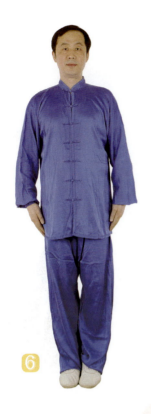

注意事项

1. 精神内敛,呼吸柔、匀、细、缓。

2. 动作柔和,速度绵缓,均匀,虚实分明。

3. 身体中正安舒,气沉丹田,无论身体起落百会均须上顶;支撑腿膝盖要固定不动。

肆 侧行步练习

练习功效

1. 锻炼控制、移动重心能力,加强腿部力量。

2. 调节本体感觉,培养正确的身形。

动作说明

预备式:并步站立,两掌置于体侧,两中指腹轻点风市,眼视前方(图5—18)。

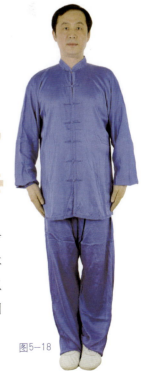

图5—18

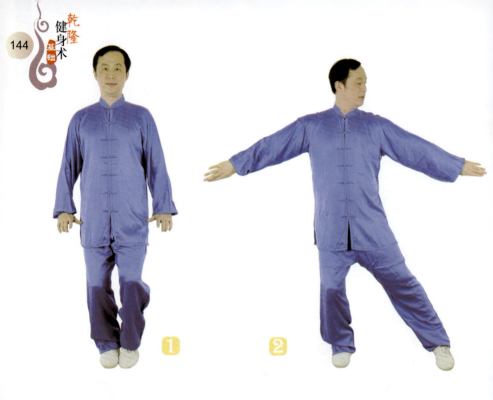

1.随吸气,提肛调裆,舌顶上腭,两掌下撑于胯旁;同时,重心右移,右腿重心下沉,使左脚提踵、屈膝、跐地,眼视前方。

2.继续吸气,提肛调裆,舌顶上腭,左脚向左开步,与肩同宽,脚掌着地,脚尖向前;同时,两臂内旋体侧外摆至与腰同高,掌心向后;眼视左掌。

3.继而,两臂逐渐外旋并继续外摆至肩平,掌心朝上;同时,重心左移至两腿之间,重心平稳,眼视左掌。

4~5.随呼气,松腹松肛,舌尖下落,重心左移;同时两臂内合上捧于头前上方,掌心向下;同时,右脚向左脚并拢,眼视前方。

6.继续呼气,松腹松肛,舌尖下落,两掌体前下按回落至体侧;同时,右脚踵下落,两腿伸直,眼视前方,还原成并步站立式。

5~8拍同1~4拍,第二个八拍同第一个八拍,唯方向相反,共做四个八拍。做完后成并步站立式,眼视前方(图同6)。

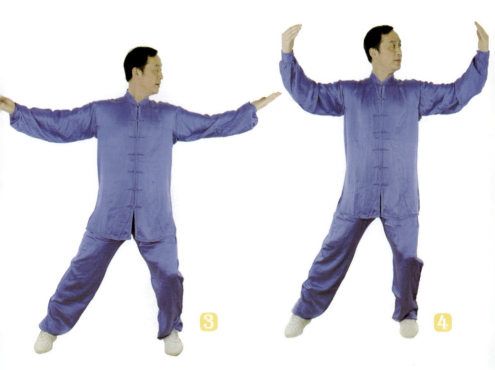

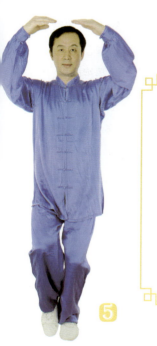

注意事项

1. 精神内敛,呼吸柔、匀、细、缓。

2. 动作柔和,速度绵缓,均匀,虚实分明,移动时,眼随手动。

3. 身体中正安舒,气沉丹田,无论身体起落百会均须上顶;支撑腿膝盖要固定不动。

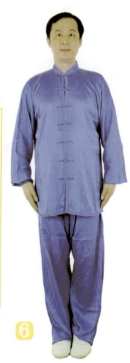

伍 马步练习

练习功效

1. 锻炼控制、移动重心能力，提高腿部力量。

2. 调节本体感觉，锻炼正确的马步步型和移动技巧。

动作说明

预备式：并步站立，两掌置于体侧，两中指腹轻点风市，眼视前方（图5-19）。

1. 随吸气，提肛调裆，舌顶上腭，两掌下撑于胯旁；同时，重心右移，右腿重心下

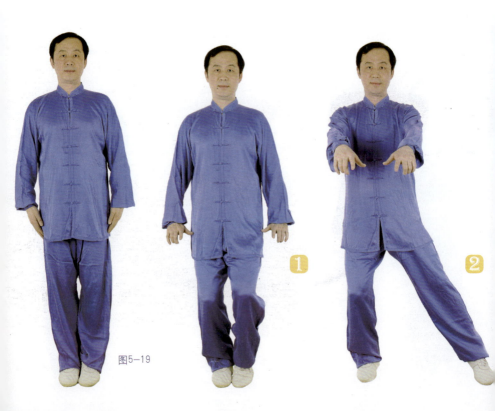

图5-19

沉，使左脚提踵、屈膝、跐地，眼视前方。

2．继续吸气，提肛调裆，舌顶上腭，两掌上摆至腹前，同时，左脚向左开一大步跐地于左侧，两脚之间的距离为两脚半到三脚之间，眼视前方。

3．继续吸气，提肛调裆，舌顶上腭，两掌变八字掌，随重心移至两腿之间两臂经体前摆至与肩同高、与肩同宽，掌心向下，眼视前方。

4．随呼气，松腹松肛，舌尖下落，两腿下蹲成马步；同时，两八字掌坐腕前撑，掌心向前，眼视前方，稍停（30秒至2分钟）。

5．随吸气，提肛调裆，舌顶上腭，两腿伸直起身；同时，两腕提起伸直，掌心向下，掌指向前，眼视前方（图同3）。

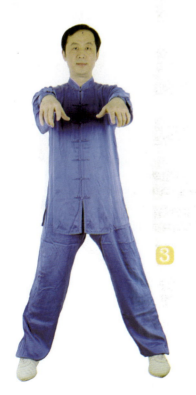

❸

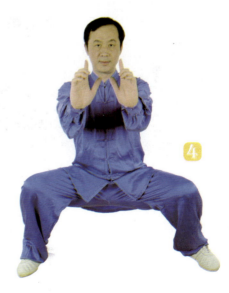

❹

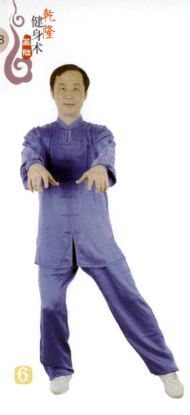
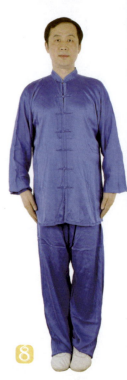

6.随吸气,提肛调裆,舌顶上腭,重心向右移动,同时,肩稍沉肘坐腕,眼视前方。

7.随吸气,提肛调裆,舌顶上腭,左脚向右脚靠拢并步;同时,两臂继续沉肘坐腕下落于腹前,眼视前方。

8.随呼气,松腹松肛,舌尖下落,两腿伸直;同时,两掌提前下按置于体侧,眼视前方,成并步站立式。

第二个八拍同第一个八拍,唯动作方向相反,共做四个八拍,做完后,成并步站立式,眼视前方(图同8)。

注意事项

1.精神内敛,呼吸柔、匀、细、缓。

2.动作柔和,速度绵缓,均匀,虚实分明。

3.身体中正安舒,气沉丹田,无论身体起落百会均须上顶。

4.两大腿和小腿之间的夹角约90度,两膝关节稍里合,两脚尖稍内扣,保持腿开裆合之势;膝关节要固定,同时膝关节在地面的投影不得超过脚尖。

陆 仆步练习

练习功效

1. 锻炼控制、移动重心能力，提高腿部力量。

2. 调节本体感觉，改善髋腿的柔韧性。

动作说明

预备式：并步站立，两掌置于体侧，两中指腹轻点风市，眼视前方（图5-20）。

1. 随吸气，提肛调裆，舌顶上腭，重心右移，开左步，稍宽于肩；同时，两臂内旋，体前摆起至45°，眼视前方。

2. 继而，重心移至两腿之间，两腿直立；同时，两臂外旋摆至与肩平，掌心朝上，眼视前方。

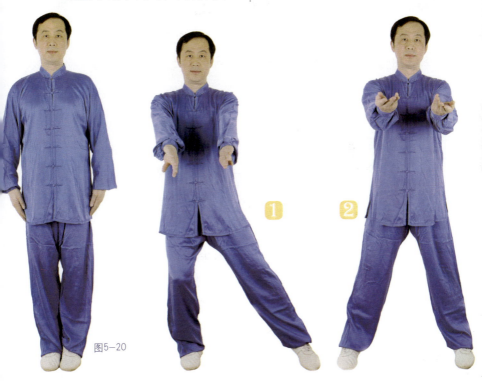

图5-20

3. 随呼气，松腹松肛，舌尖下落，重心右移，身体左倾下蹲成仆步；同时，两掌分别从腿根按摩两腿，成左掌抚左脚面，右掌内旋外撑于右膝前，眼视左掌，稍停（30秒至2分钟）。

随吸气，提肛调裆，舌顶上腭，右腿

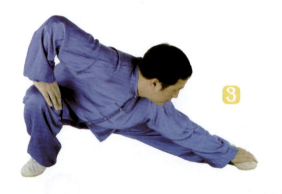
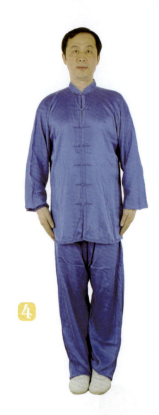

伸直起身；同时，两臂内旋，体侧摆起与肩平，掌心朝上，眼视右掌。

4. 随呼气，松腹松肛，舌尖下落，左脚向右脚靠拢，同时，百会上顶，两腿伸直，两掌下按，置于体侧，眼视前方，成并步站立式。

5～8拍同1～4拍，唯动作方向相反，共做两个八拍。

注意事项

1. 精神内敛，呼吸柔、匀、细、缓。

2. 动作柔和，速度绵缓、均匀，虚实分明。

3. 下蹲时，重心尽量右移，身体中正尽量牵引左倾；左膝伸直，左肘下沉，右膝与右脚方向相同，左右脚全掌着地。

柒 弓虚步练习

练习功效

1. 锻炼控制、移动重心能力,加强腿部力量。
2. 培养正确的身形和基本姿势。

动作说明

预备式,两脚并立,两掌置于体侧,眼视前方(图5-21)。

1. 随吸气,提肛调裆,舌顶上腭,身体半面左转,同时两掌背后上提,外劳宫相叠于命门,左掌在下,眼视左前方。

2. 随呼气,松腹松肛,舌尖下落,重心右移,右腿屈膝下沉,使左脚跟提起,眼视左前方。

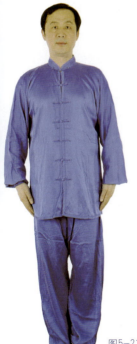

图5-21

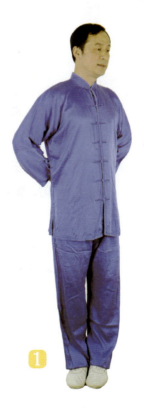

1

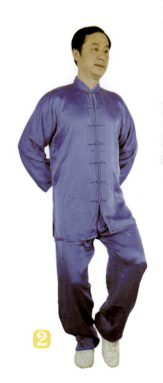

2

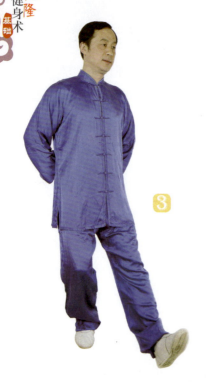
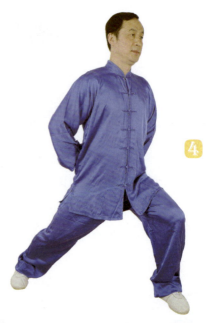

3. 随吸气，提肛调裆，舌顶上腭，身体不动，左脚向左前方出脚，脚跟着地成左虚步，眼视左前方。

4. 随呼气，松腹松肛，舌尖下落，身体重心前移成左弓步，眼视左前方。

5. 随吸气，提肛调裆，舌顶上腭，身体重心后移，还原成左虚步，眼视左前方。

6. 随呼气，松腹松肛，舌尖下落，身体重心不动，身体转正，眼视前方。

7. 随吸气，提肛调裆，舌顶上腭，身体重心不动，左脚向右靠拢，眼视前方。

8. 随呼气，松腹松肛，舌尖下落，两腿伸直，同时两臂还原于体侧，眼视前方，成并步站立式。

第二个八拍同第一个八拍，唯动作方向相反。共做四个八拍。做完后，成并步站立式，眼视前方（图同8）。

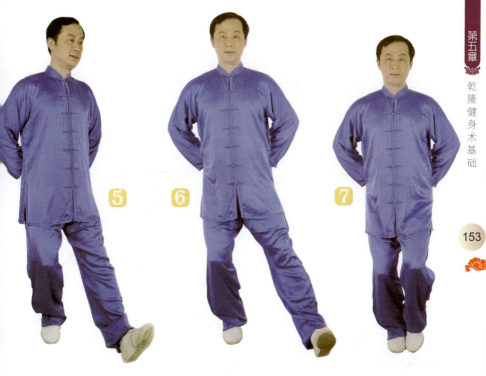

注意事项

1. 精神内敛，呼吸柔、匀、细、缓。

2. 动作柔和，速度绵缓，均匀，虚实分明；出脚时，要有瞬间绷脚；落地时，跷脚幅度宜大。

3. 身体中正安舒，气沉丹田，控制好膝盖，找准膝盖和脚尖的关系。

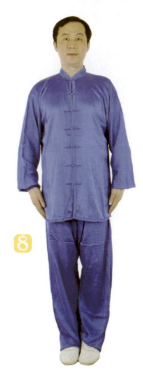

捌　连环步练习

练习功效

1. 锻炼控制、移动重心能力，加强腿部力量。

2. 培养正确的身形和基本姿势。

动作说明

预备式：两脚并立，两掌置于体侧，眼视前方(图5-22)。

1. 随吸气，提肛调裆，舌顶上腭，身体半面左转；同时，两掌体前上提，外劳宫相叠于命门，左掌在下，眼视左前方。

2. 随呼气，松腹松肛，舌尖下落，重心右移下沉，使左脚跟提起，眼视左前方。

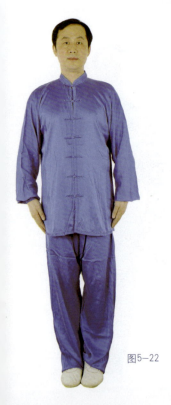

图5-22

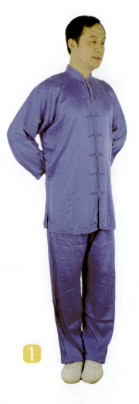

①

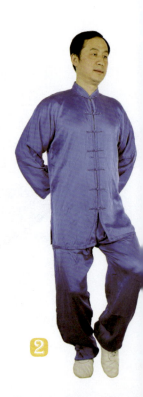

②

3. 随吸气，提肛调裆，舌顶上腭，身体重心不动，左脚放松向前出脚，脚跟着地成左虚步。

4. 随呼气，松腹松肛，舌尖下落，身体重心稍沉前移成左弓步，眼视左前方。

5. 继而，随重心前移后脚踏地两腿伸直，右脚掌蹬地，眼视左前方。

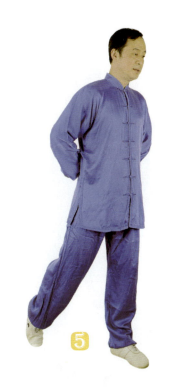

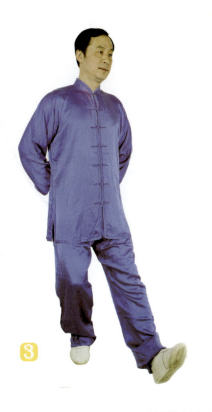

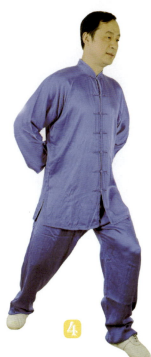

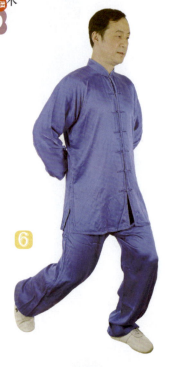

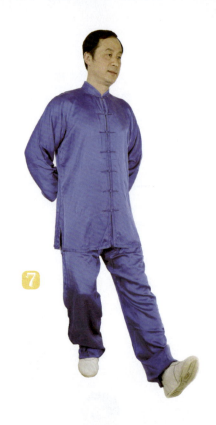

6.随吸气,提肛调裆,舌顶上腭,身体重心下沉,两腿微屈,眼视左前方。

7.继而,随身体重心后移还原成左虚步,眼视左前方。

8.随呼气,松腹松肛,舌尖下落,两腿和重心不动,身体转正,眼视前方。

9.随吸气,提肛调裆,舌顶上腭,身体重心不动,左脚向右靠拢,眼视前方。

10.随呼气,松腹松肛,舌尖下落,身体直立,两臂还原于体侧,眼视前方,成并步站立式。

右侧动作与左侧相同,唯方向相反。共做四个八拍。

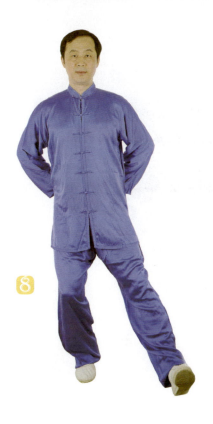

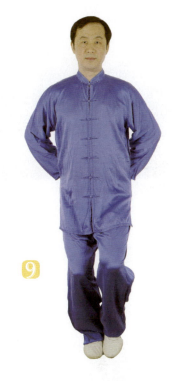

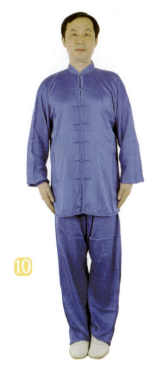

注意事项

1. 精神内敛，呼吸柔、匀、细、缓。

2. 动作柔和、绵缓、均匀，重心虚移动，微成弧形；踮脚、绷脚、翘脚要充分。

3. 身体中正安舒，气沉丹田，控制好膝盖和脚尖的关系。

第四节 乾隆健身术注意事项

1

练习前平稳思绪,排除干扰,洗干净手,修剪指甲,宽衣松带,解大小便。

2

练习中循序渐进,要结合自己的实际,找出薄弱环节,勤学苦练,加巧练。

❸ 动作柔和缓慢并服务于呼吸。

❹ 意念集中于动作，但要做到似守非守，绵绵若存。

❺ 避大风、大寒、大暑、大湿、大燥、大火。

❻ 养练结合，自慎自持，注重享受练习过程。

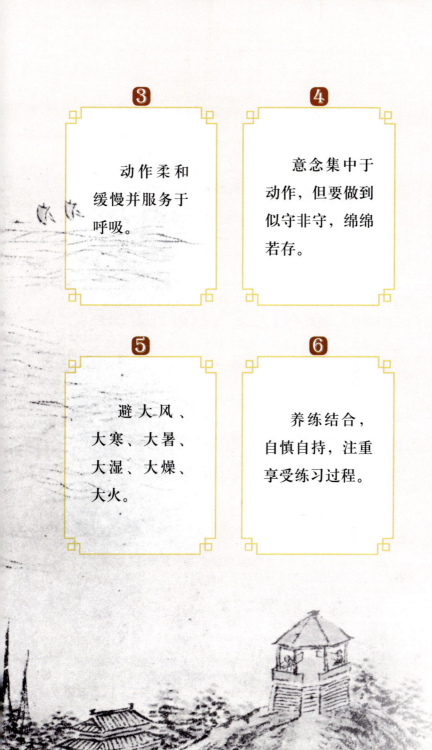

参考文献

[1] 王锐. 我国城市老年人体育健身活动现状综述. 山东体育学院学报, 2002, vol.18（1）：91-94

[2] 胡晓飞. 乾隆养生术. 北京：现代出版社, 2005：182

[3] 胡晓飞. 乾隆养生术. 北京：现代出版社, 2005：10

[4] 王瑞元主编. 运动生理学. 北京：人民体育出版社, 2006：398-403

[5] 张爱芳主编. 实用运动生物化学. 北京：北京体育大学出版社, 2005：231

[6] 周小青. 健身气功·八段锦对中老年人身体形态、生理机能及血脂的影响：[硕士学位论文]. 北京：北京体育大学, 2003

[7] 潘华山. 八段锦运动负荷对老年人心肺功能影响的研究. 新中医, 2008, vol.40（1）：55-57

[8] 崔永胜, 虞定海. 健身气功·五禽戏锻炼对中老年女性身心健康的影响. 北京体育大学学报, 2004, vol.27（11）：1504-1506

[9] 陈秀英, 李为民. 六个月"健身气功·五禽戏"锻炼对中老年人注意力集中能力的影响. 北京体育大学学报, 2006, vol.29（10）：1362-1363

[10] 虞定海, 吴京梅. "健身气功·五禽戏"锻炼对中老年人外周血T细胞亚群的影响. 北京体育大学学报, 2006, vol.29（8）：1074-1075

[11] 石爱桥, 李安民, 王广兰等. 参加健身气功·易筋经锻炼对中老年人心理、生理影响的研究. 成都体育学院学报, 2005, vol.31（3）：95-97

[12] 程其练，杜少武，章文春等. 健身气功·易筋经锻炼对中老年人体质的影响. 北京体育大学学报，2006, vol.29（11）：1516-1517

[13] 苗福盛，李野，刘祥燕. 健身气功易筋经对血清免疫球蛋白及补体活性的影响. 辽宁师范大学学报(自然科学版)，2009, vol.32（2）：258-260

[14] 张英根，李承道，周良楣等. 健身气功对中老年人心脑血管实验研究. 中国体育科技，2006, vol.42（2）：98-102

[15] 李兴海. 太极拳锻炼对男性老年人心肺功能的影响. 河南师范大学学报，2008, vol.36（3）：123-125

[16] 马先英，李卫民，管立. 太极拳练习对老年人心肺机能和身体素质部分指标的影响观察. 中国运动医学杂志，2003, vol.22（5）：522-523

[17] 刘静，陈佩杰，邱丕相等. 长期太极拳运动对中老年女性心肺机能影响的跟踪研究. 中国运动医学杂志，2003, vol.22（3）：290-293

[18] 赵海军，牛晓梅. 太极拳锻炼对中老年人血脂、脂蛋白代谢的影响. 体育学刊，2003, vol.10（6）：61-62

[19] 姚远，杨树东. 太极拳锻炼对老年人下肢肌力影响的研究. 中国运动医学杂志，2003, vol.22（1）：75-77

[20] 栾利安. 老人参加太极拳的健康意义. 中国健康心理学杂志，2008, vol.16（4）：477-478

[21] 朱家新. 太极拳对老年人心理健康的影响研究. 湖北体育科技，2007, vol.26（3）：355-357

[22] 汪向东主编. 心理卫生综合评定量表手册. 北京：中国心理卫生杂志出版社，1999：39

[23] 郭敏主编. 2000年国民体质监测报告. 北京：北京体育大学出版社，2002：32

[24] 高蕾. 长期进行太极拳锻炼对上海市普陀区老年人体质健康的影响研究：[硕士学位论文]. 上海：华东师范大学，2008

[25] 顾丽燕，张一民，章岚等. 长期坚持有氧运动锻炼对老年人体质状况影响的调查. 中国运动医学杂志，2001, vol.20（1）：97-99

[26] 常燕，钟霞，邓晓岚等. 有氧健身锻炼对改善老年人体成分的作用. 中国体育科技，2003, vol.39（5）：49-50

[27] 汤庆华. 传统体育对老年知识分子身体机能及素质影响的观察研究. 中国体育科技, 2006, vol.42（5）: 108-111

[28] 李士英, 王文杰, 刘柏. 老年从事杨式太极拳前后某些心功能指标的变化. 山东体育学院学报, 1994, vol.10（3）: 11-14

[29] 王影. 慢跑对老年人心、肺功能的影响. 心血管康复医学杂志, 2005, vol.14（2）: 104-105

[30] 张广德. 导引养生学. 北京: 北京体育大学出版社, 1993: 90

[31] 杨再惠, 周兴伟. 陈式太极拳功法对中老年人肺功能及免疫功能影响的研究. 北京体育大学学报, 2005, vol.28（9）:1212-1213

[32] 田野. 高级运动生理学. 北京: 高等教育出版社, 2003

[33] 曾庆国. 太极拳健身作用的研究. 浙江体育科学, 2002, vol.24（4）: 39-40

[34] 张铁明, 谭延敏. 秧歌舞锻炼对老年女性健身作用的实验研究. 武汉体育学院学报, 2006, vol.40（9）: 49-52

[35] 王瑞元主编. 运动生理学. 北京: 人民体育出版社, 2006: 296

[36] 郭静茹, 洪友廉. 太极拳运动对改善老年人运动功能作用初探. 天津体育学院学报, 1996, vol.11（4）: 14-17

[37] 胡胜宇主编. 运动解剖学. 北京: 人民体育出版社, 2000

[38] 孙革, 王安利. 两种不同健身方式对男性老年人智能生理年龄的影响. 北京体育大学学报, 2008, vol.31（8）: 1093-1095

[39] 胡晓飞. "导引保健功"提高中老年妇女神经、心脏机能的效果. 北京体育大学学报, 1994, vol.17（3）: 43-49

[40] 张培珍. 血脂异常的中老年人调脂运动处方的研究:[博士学位论文]. 北京: 北京体育大学, 2004

[41] 赵水平. 血脂异常与冠心病, 中国临床医生, 2004, vol.32（1）: 23-24

[42] 李俊熙. 中国传统健身运动对老年女性某些生理指标的影响:[博士学位论文]. 北京: 北京体育大学, 2004